鑰孕

好孕體質這樣調！

權威中醫最想告訴你的養孕祕方，
健康順產、告別不孕

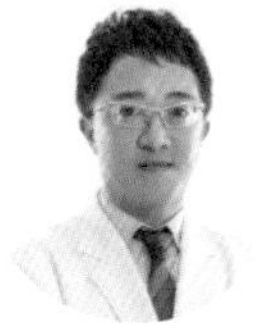

自序／陳建輝中醫師

懷孕生子是大部分人非常重要的人生規劃。現代女性由於工作壓力大，飲食不規律或作息不正常等等原因導致許多婦科疾病產生，甚至影響到生育問題而無法順利懷孕，或即使受孕後也留不住胎兒，所以很多人會尋求中醫的幫忙，透過中醫的調理，將體質調到平和狀態。但由於對中醫不夠了解，常常不能安下心來接受中醫根本的治療，往往半途而廢，這類患者臨床上為數不少，尤其面對親友的關心，內心反而產生莫大的壓力及情緒起伏，這些都會影響到個人體質的變化。所以在中醫的治療必須「身」與「心」一起同步，才能達到中醫「陰陽平和」、「致中和」的狀態。

中醫在調理婦科疾病及不孕症方面，累積了相當多的寶貴經驗，透過中醫師詳細的「望聞問切」診斷方法，以及觀察到的所有微觀症狀，來區別出患者的體質症型並加以治療，往往可取得很好的治療效果，這都是老祖先智慧的結晶。所以中醫透過整體的辨症思維模式來治療疾病，和西醫在診斷上著重於辨病模式相當不同。

個人在臨床上治療過許多不孕患者，也見證了許多新生命帶來的喜悅，將其經驗及所學撰寫成書，在書中介紹了中醫的五臟六腑、體質辨症及四時養生，中醫的食補藥補、穴道、薰臍基礎常識，希望這本書的出版能以淺顯易懂的中醫觀念，讓讀者能更貼近中醫、了解中醫，也為想懷孕調整體質的朋友，提供一個安全有效的治療方式，找到順利懷孕的關鍵之鑰，告別不孕。

陳建輝

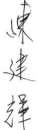

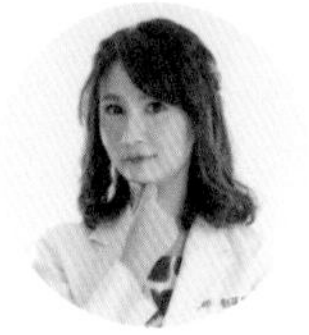

自序／劉筱薇中醫師

現代人重養生，看中醫調整體質逐漸成為保持健康體魄的趨勢。許多女性朋友遭遇婦科問題甚至不孕症，也會尋求中醫治療。由於教育體制的關係，一般人通常比較瞭解現代生理學，對中醫理論多半帶有一些似是而非的概念。我們都了解想懷孕的女性朋友是焦急的，多希望能下一刻就立即驗出朝思暮想的那兩條線！「來看中醫吃中藥，好像很慢…，而且真的有效嗎？」、「我看中醫能順利懷孕嗎？要花多久時間？」諸如此類的疑慮層出不窮。

調理不孕體質需要更多耐心和細心，中醫是「治人」而「非治病」，除了各種大小症狀，包含情緒困擾也必須抽絲剝繭，助其理氣解鬱。想要達到事半功倍的效果，唯有仰賴中醫師「望」、「聞」、「問」、「切」四診合參，才能精準的辨症論治，開立處方。

懷孕生子是人生中重要的階段，孕育新生命能開啟嶄新的家庭氛圍。幫助不孕的女性朋友順利受孕，身為醫者的我也感到無比幸福。此書深入淺出描繪了如何用中醫的眼光看身體，中醫師看診的理論依據，以及中醫重視整體的治療方式，中醫如何「客製化」辨別體質，協助不孕的婦女突破難關，順利好孕。強調「客製化」是世界的趨勢，也是中醫治療的特色。期待此書能讓所有女性朋友有所受益，這是我們最殷切的盼望。

劉筱薇

目錄

Chapter 03

Chapter 04

Chapter 05

「好孕」關鍵之鑰：④培養好孕體質，請你跟我這樣做——穴道按摩／薰臍／針灸、藥足浴、茶飲

Chapter 06

常見不孕症的原因與案例解析

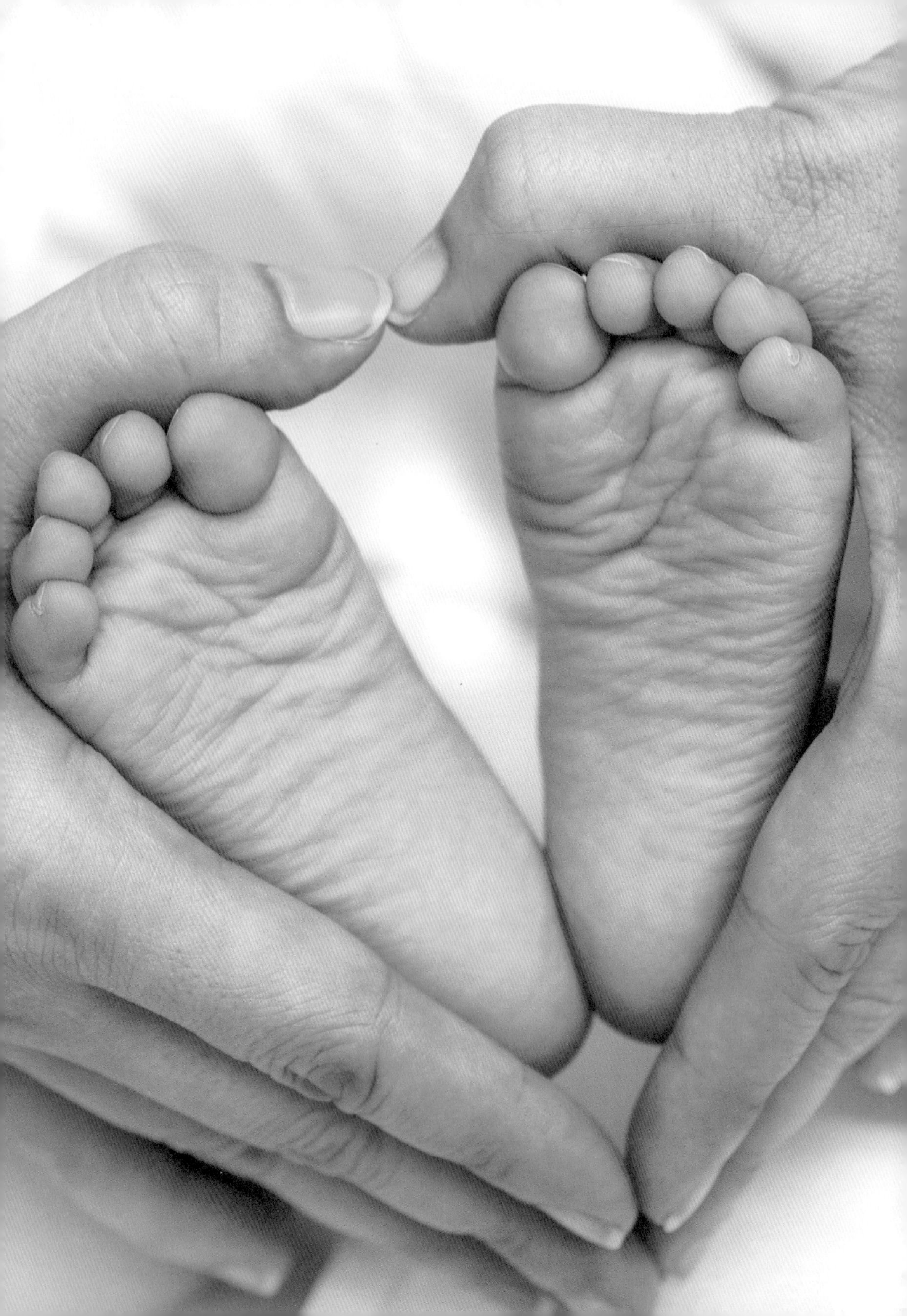

Chapter

01

打破「不孕」魔咒！
中醫調理助你好孕降臨

- 中醫能為不孕做些什麼？
- 中醫辨症與西醫辨病有何不同？
- 中醫如何辨症、對症下藥？

中醫能為不孕做些什麼？

孕育生命是奧妙神聖的，生育是專屬女性的自然本能。然而，隨著時代變遷，晚婚逐漸成為社會常態，30歲以後才想懷孕生子的夫妻非常普遍，加上生活節奏緊張與飲食失調，造成身體機能不夠健全，因此，能夠順利懷孕生子變成是一件幸運的事。事實上，懷孕本來就不是件容易的事，生命的形成需要天時地利人和，任何一個步驟有差池，都有可能錯過新生命的誕生。

由於現代不孕症的夫妻越來越多，大家逐漸意識到，女性的生育能力雖然是與生俱來，但也必須搭配健康的身心條件才能發揮其功能。臨床上有不少不易受孕的女性朋友，在現代醫學檢查下一切都健康無異狀，男方的健康也無虞，但卻遲遲不見受孕，隨著時間推移，在「自己盼孕」的情緒與「旁人催孕」的雙重壓力之下，身心逐漸失衡，開始引發一些前所未有的症狀，比如月經週期不調、失眠、憂鬱、腸胃疾患等等問題，讓失衡的身體更不容易懷孕，形成不良的惡性循環。由此而知，除了生理健康之外，情志因素有時更是左右能否受孕成功的關鍵。

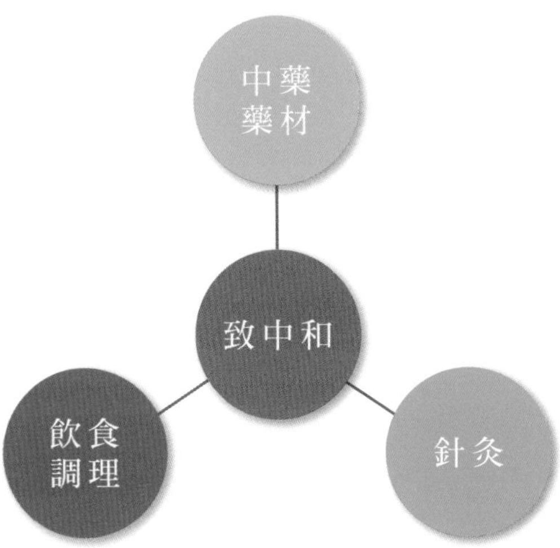

臨床上見過許多不同狀況的不孕症患者，各有各的生命歷程，有些更有著一段令人傷感的故事。為了希望孕育一個屬於自己的小生命，這些勇敢的媽媽們費盡氣力吃盡苦頭，不斷打聽祕方吃遍補品，還四處奔波尋訪中西名醫，或是嘗試人工試管打針吃藥。有些人為了這些偏方補品花了大把金錢，眼睜睜見著自己身形日益變得臃腫浮胖，卻不是因為受孕，心情大受打擊；也有人嘗試人工試管打針吃藥，忍受著每一次的疼痛和藥物副作用，卻屢屢失敗受創；更有人必須承受來自四面八方的責難，獨自吞下不能生育的傷心淚水。「究竟不孕症為什麼會發生？」、「為什麼看別人生小孩這麼自然順利，而我怎麼努力就是無法成功懷孕？」這些，都是所有想要孩子卻無法如願的夫妻心碎而沉重的吶喊。

針對不孕症情況，中醫能夠透過體質辨症，對不同體質規劃不同療程，**以中藥藥材、針灸、飲食調理的方式，使體質達到「致中和」的最佳狀態**，除了幫助受孕，對全身器官機能的提升也能同步進行。除此之外，在本書中也會告訴大家一些中醫治療上的知識和觀念，讓大家對於不孕症更加理解，也能夠進一步明白中醫對於不孕症患者的助益，而且其療效是相當卓越顯著的。

中醫辨症與西醫辨病有何不同？

臨床上常發生患者有這樣的疑慮：「我很想趕快懷孕，為什麼中醫師老愛詢問一些與懷孕無關的症狀呢？這樣會不會分散藥力啊？」因此，在這裡必須要說明一下中醫辨「症」與西醫辨「病」治療方式的不同。

西醫把疾病分門別類、分專科治療。一般就診看醫，腸胃的問題看腸胃科，呼吸道的問題看耳鼻喉科，心臟病就掛號心臟科、婦女疾病則看婦產科，是大家都有的常識，但中醫在治療內科問題是不分科的，這一點跟西醫大不相同。

有看過中醫的人都知道，中醫師一開始會請患者伸出手腕進行脈診，接著根據脈象詢問患者的各種身體症狀。明明只是來看「失眠」困擾，中醫師卻總是要問很多感覺不相關的問題：比如腸胃狀況、月經週期，甚至還會要患者說出最近愛吃的飲食等等。但這些看似不相關的問題，卻是中醫師接下來開處方的重要依據。若是患者執意要中醫師直接開出「助眠劑」，恐怕就是不太明白中醫學理論的珍貴特質，屆時拿到無效處方是可預期的結果，真的不能怪中藥處方「療效太慢」。

中醫理論非常重視整體，同一個症狀可能有很多不同甚至相反的致病原因，因此，詳盡觀察病人整體狀況，依據這些蛛絲馬跡，中醫師才能抓住最準確的病因，進而開立處方。比如女性最常發生的「手腳冰冷」症狀，手腳冰冷的人一定都很畏寒怕冷嗎？這可不一定！有的人是手腳冰冷又很怕冷，這類人可能會同時伴隨脈象沉弱、面色蒼白、倦怠氣虛，嚴重者還會容易抽筋手腳麻。而另外有一類型的人，雖然經常手腳冰冷，身體卻不覺得怕冷，相反的還很燥熱，容易熱汗出、口乾舌燥，有的人甚至還會形容自己的身體裡像是有一把火在燒。針對這種情況，同樣的手腳冰冷症狀，中醫就會採取完全不一樣的治療方向，這也是中醫注重細微辨症的獨特之處。

因此，這也是為什麼調理不孕時，中醫師會詳細詢問患者的生活史緣故。因為患者的睡眠、腸胃、大小便等狀況，都是中醫師判斷體質的依據，唯有透過把脈與問診相互搭配，才能夠準確開立處方。當然，其最終目的是要調整受孕體質，千萬不要因為擔心會分散藥力而不重視中醫師詢問的問題，這樣反而不容易對症下藥，影響治療與調理的進度。

傳統中醫非常重視整體觀念。中醫認為：「心者，君主之官，神明出焉」，人體是一個以「心」為主宰、五臟為中心的有機個體。五臟指的是肝、心、脾、肺、腎，每個臟腑都有自己獨特的功能，成為一個獨特器官，但所有器官又都是通過全身經絡而互相聯繫，因此，一臟有病，就可能會影響其他臟器。這也是為什麼中醫師問患者的問題五花八門，事實上是有它辨症的邏輯相關性。

五臟當中，以「心」為最高統帥，在整個人體中，心對生命活動有主宰的作用，而如何維持各個臟腑間的平衡，就是掌握健康的訣竅。臨床上，心臟功能有缺損的人通常體質較弱，容易發生各個器官的衰弱症狀，這樣的體質在治療過程當中，強壯心臟功能就會是主要的治療方向。治療不孕症的療程中也會發生這種情況，生殖系統雖然與腎息息相關，有時卻必須把「強心」擺第一位，當心功能強化後，動力提升、氣機流暢，許多症狀比如頭暈、便祕、手腳冰冷、月經不順、卵巢功能退化等等，也會隨之解除。

人體五臟功能表

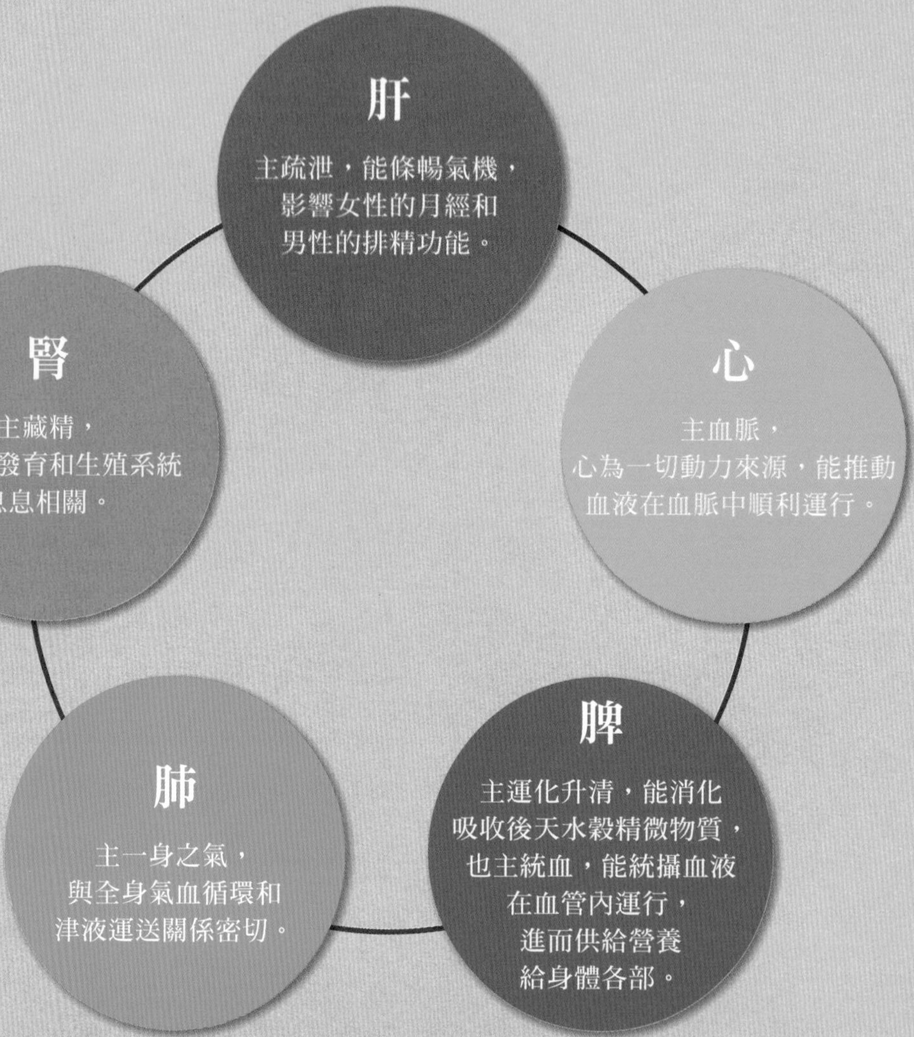
肝
主疏泄，能條暢氣機，
影響女性的月經和
男性的排精功能。
心
主血脈，
心為一切動力來源，能推動
血液在血脈中順利運行。
脾
主運化升清，能消化
吸收後天水穀精微物質，
也主統血，能統攝血液
在血管內運行，
進而供給營養
給身體各部。
肺
主一身之氣，
與全身氣血循環和
津液運送關係密切。
腎
主藏精，
與生長發育和生殖系統
息息相關。

中醫如何辨症、對症下藥？

(1) 望聞問切，初步辨症了解體質

很多人把中醫想像得神秘又神奇，好像能解決許多疑難雜症，而且厲害的中醫師只要一把脈，連話都不用說，就可以知道患者全身上下的問題。事實上，這是對中醫這門科學的一大誤解。中醫師主要是根據「望、聞、問、切」四診來辨症，其中望診是四診之首，也就是從患者在外面候診的形色動態，一直到進診間的外觀神色，醫師早已默默在觀察。

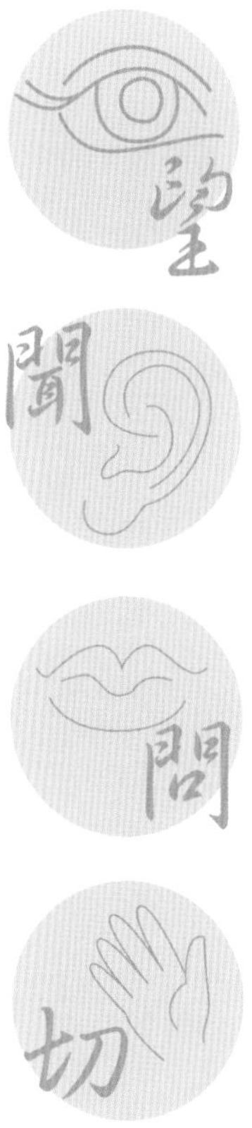

看診時，醫生會以「望診（眼睛）」和「聞診（鼻子和耳朵）」注意患者的形態動靜、面目表情及言語氣息，比如患者一進診間就神色倦怠、言語低微、體型瘦弱，中醫師約可判斷其為偏虛性體質；又或是患者在外候診時就不耐等候、容易暴跳如雷，進診間後聲音洪亮、說話急促、面紅耳赤，可能就是偏實熱症體質。中醫師除了觀察患者的整體神色和動態，也包含頭臉部五官，比如臉部長痤瘡或唇部生皰疹、唇色鮮紅或暗沉、臉色暗沉或清亮，甚至是舌苔等等狀況，這些感覺微不足道的小細節，都可以透露出分辨體質的訊息。

「問診」是大家比較熟悉的，中醫師會依據辨症需求，詢問患者的生活作息、飲食口味和大小便、睡眠情形等等，最後才是「切診」，也就是把脈的部分。把脈可以幫助醫師更確認患者的體質，比如治療臉部容易生痤瘡粉刺的患者，要判別是否因為火氣大的緣故，也需要借助脈象。若脈象有力，可以開清熱藥，若脈象虛弱無力，就必須加上溫補藥物幫助痘痘或粉刺代謝。因此，脈象在中醫師辨症開藥的時候，的確非常重要，但卻不是唯一方式。

因此，大家不難體會中醫師透過望聞問切基本法則來辨症時，必須要五官全開、精神注意力非常集中。唯有把患者各個細微症狀訊息搜集完整，辨症才能準確，達到下藥精準、藥到病除的療效。

(2) 八綱辨症，進一步依病況對症下藥

中醫師透過四診獲得訊息之後，進而再運用「陰、陽、表、裡、寒、熱、虛、實」八個辨症綱領，得到病症的位置深淺、寒熱性質，以及邪正的盛衰等等。

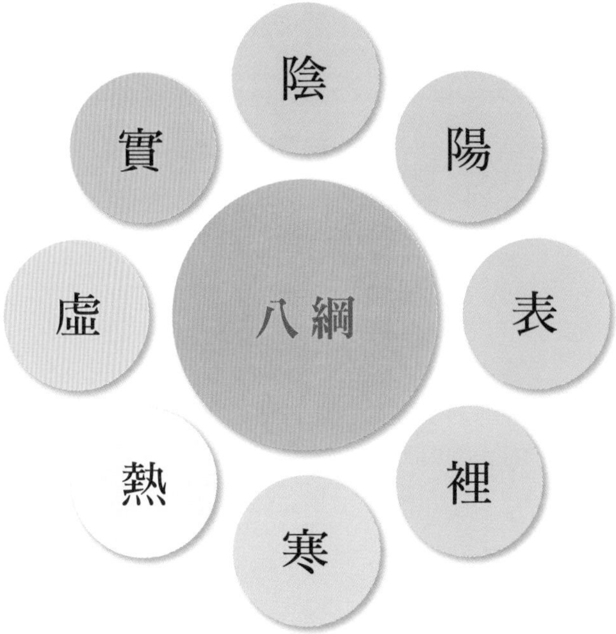

陰陽

中醫相當重視「致中和」的概念，中醫理論所謂的健康，就是指身體處於「陰陽平衡」的狀態。換句話說，若身體因為各種原因導致陰陽失衡，就會產生不適，這個時候，用西醫的儀器未必檢查得出來。臨床上常有患者莫名其妙的倦怠，明明已經睡得夠多，睡眠品質也正常，卻依然覺得疲倦嗜睡，做事提不起勁，健康檢查也一切正常，不明究理自己的問題出在哪裡？這種假健康的狀況很多人都曾遇過，而這種情況必定是身體的陰陽失衡所導致。

雖然有不適症狀，但此刻運用西醫的檢查卻無法判斷身體已經（將要）生病，假使置之不理，身體就可能每況愈下，從而衍生出某些慢性疾病。中醫是治人而非治病，當醫師循著蛛絲馬跡找出身體陰陽失衡之處，將之調整為陰陽平衡，人體的各項防禦系統和器官運作自然就會把體內的病邪排出體外，身體也就能達到真正的健康。這種情況也說明了為什麼許多不孕症的患者，透過西醫檢查後一切無恙，卻遲遲得不到受孕的好消息，原因就在這裡。

所謂的「陽」具有表、熱、動之特質，而「陰」則有裡、寒、靜之特質。中醫把所有相互關聯的事物或現象對立的狀況都區分陰陽，比如天地、寒熱、日月、水火、升降、內外等等，都可用陰陽來區分。具體而言，比如一個人經常面紅耳赤、燥熱口渴、體型壯實、個性積極、情緒高昂，這就是偏陽性體質；相反的，經常面色蒼白、四肢冰冷畏寒、經常憂鬱不安、膽怯消極、體型瘦弱，這就是偏陰性體質。中醫認為這些對立又統一的情況，都必須達到彼此制約與支援，當狀態平衡時就能健康，一旦出現不平衡狀態，代表身體已經生病了。

陽
- 面紅耳赤
- 燥熱口渴
- 體型壯實
- 個性積極
- 情緒高昂

陰
- 畏寒
- 面色蒼白
- 四肢冰冷
- 憂鬱不安
- 膽怯消極
- 體型瘦弱

表裡

表裡主要用來區別病變的部位。其中表症多見於外感病初期階段，特色有：起病急、病程短、病位淺、病情輕；惡寒發熱、頭身痛、舌苔薄白、脈浮或鼻塞流涕、咽喉癢痛、咳嗽。若不是屬於表症的範圍，就可以歸類為裡症。

{表裡症分寒熱虛實所對應的症狀}

	表症	裡症
寒	頭痛身疼、怕冷、發熱（感冒症狀）	畏寒、腹瀉、四肢冰冷
熱	發燒身熱	發熱、口渴、便祕、煩躁
虛	容易流汗、怕風吹	氣弱、語音低微、倦怠
實	不出汗、身體疼痛	便祕、口乾舌燥、腹脹滿、心煩

寒熱

中醫理論中，寒熱有上下真假的分別，這需要專業醫師根據患者細微的蛛絲馬跡線索來仔細研判，但以下有一些基本的寒熱症狀可以先做簡單區分。

{寒熱症狀}

寒症	熱症
• 口不渴 • 口渴不喜歡喝水 • 喜喝熱飲	• 口渴大量飲水 • 喜喝冷飲
• 手足冰冷	• 潮熱煩躁
• 臉色蒼白	• 面赤目紅
• 小便顏色透明而長	• 小便顏色紅而短
• 大便呈現軟便 • 容易腹瀉	• 便祕 • 大便硬

虛實

所謂的虛實，是醫師在依據病人的體質正氣強弱和外邪強弱來做處方判斷。「虛症」表示病人的抵抗力較弱，所以要用「補」的方式來治療，若為「實症」，表示外邪很強大，若病人體質不至太虛，要先以「攻」的方式來做治療。

中醫理論和診斷病症方式，跟大家熟知的西方醫學大不相同。中醫的健康標準比西方醫學要高一些，也非常重視「微調」的概念。也因為如此，中醫可以治療很多會影響生活的「小毛病」，也就是人們口中常說的「疑難雜症」。在中醫師眼裡，這些都是有理論背景可循，也是中醫幾千年的精華所在，因此懷孕體質透過中醫來調理療效極佳，由此可知。

Chapter

02

「好孕」關鍵之鑰：①改變體質失衡狀態，打造健康受孕環境

- 你了解自己的體質嗎？
- 調整體質，從五臟六腑著手
- 常保身心平衡的四季養生
- 吃對食物、睡對時間：十二時辰養生

你了解自己的體質嗎？

現代人已經有注重養生的觀念，但由於每個人的先天體質不同，所以表現在外在的症狀及其適應食物也會有所差異。常有患者就診時詢問：「平日該吃什麼？」或「什麼食物不能吃？」其實嚴格來說，必須依據每個人體質的不同，而決定攝取飲食的種類。比如白蘿蔔一般認為屬於偏寒性、會耗氣的食材，雖然對氣虛型體質的人不適合，但對於身體有痰濕或燥熱體質的人，白蘿蔔就可以適度食用。所以，**根據體質的不同來挑選飲食，才能讓身體回復到平和體質，維持在平衡健康的狀態**。

中醫講究「治未病」，也就是防病於未然，這也是現代人努力追求的目標，所以中醫近年來將人體區分為九大體質，再根據九大體質概略區分出其特徵及飲食上的宜忌，利用體質的調整來幫助身體達到平和的狀態。想知道自己屬於哪一種體質的人，可依照以下的特徵來判別，並注意飲食上的宜忌。

(1)平和體質

特徵

平和體質的人身體經常保持在平和健康的狀態，不管在心理或生理上都是趨於穩定的型態。平日精神飽滿、精力充沛，性情開朗也較積極正面，體態適中，這類型的人平日不易生病，即便生病也會很快痊癒。

飲食調養

飲食上只要能順應四時變化去做調整，並不須額外的調補，但在飲食攝取上必須均衡。

(2)氣虛體質

特徵

中醫認為「氣」是維持人體生命活動的基本能量，能使人體器官發揮基本的動力，所以當一個人的動能不足時，我們就會形容他傷了「元氣」。人的元氣一旦不足，五臟六腑機能就會衰退，導致抵抗病邪的能力下降，這種體質的人即稱為氣虛體質。

這類型的人會有以下主要症狀：整天倦怠乏力、精神不振、說話聲音低微、呼吸氣短、懶言少動、動則氣短或氣喘、自汗、易患感冒、面色蒼白、四肢浮腫、消化不良、腸鳴溏便、脈細軟無力、舌質淡、舌體胖大、舌邊齒痕。

婦科症狀

婚久不孕、月經後期，月經量少色淡或閉經。

由於部位的不同，氣虛體質的人還分為上焦、中焦、下焦三種氣虛表現：

• 上焦氣虛

①肺氣虛

特點：肺主氣的功能衰退、呼吸系統抵抗力較差、肺氣不足。

主要表現：呼吸短促、倦怠懶言、說話聲音低微、易感冒，這些症狀會特別突出。臨床上宜補肺氣，常用黨參、黃耆、甘草、五味子等藥物。

②心氣虛

特點：心主血脈及藏神等功能衰退，有心臟無力、大腦缺氧的狀況，所以思慮上也不容易集中。

主要表現：氣短無力、不愛說話、說話多則頭暈、易出汗、全身倦怠、心悸、眩暈、心神不安、有心慌感。臨床多見疾病為心律不整、心臟肥大、心絞痛、心臟瓣膜閉鎖不全等疾病。臨床上常用藥物如炙甘草、黃耆、黨參、人參等補益心氣，丹參、酸棗仁、茯神等養血安神。

• 中焦氣虛

① 脾胃氣虛

特點：脾胃的運化功能衰退和中氣下陷，主要多是由於飲食不節制，精神情志失調或過度勞累、大病後衰弱為主要病因，以消化吸收功能減退為主。

主要表現：多半有食慾減退或食量大卻吃不胖、腸胃脹氣、消化不良、腹瀉或久瀉、水腫、臉色蠟黃、胃下垂、脫肛等腸胃功能突出的現象。臨床多見慢性胃炎、慢性腸炎、內臟下垂等病變。臨床上治療多以健脾益氣為主，常用白朮、茯苓、山藥、黨參等。

• 下焦氣虛

① 腎氣虛

特點：以腎的藏精、生殖及氣化功能衰退為主。

主要表現：性功能衰退、卵巢子宮功能衰退、不孕、遺尿、腰痠軟、腿軟、目眩耳鳴、頭暈眼花、視物模糊、下肢浮腫、小便頻。臨床上常用附子、肉桂、補骨脂、淫羊藿、益智仁等藥材來溫腎補陽。

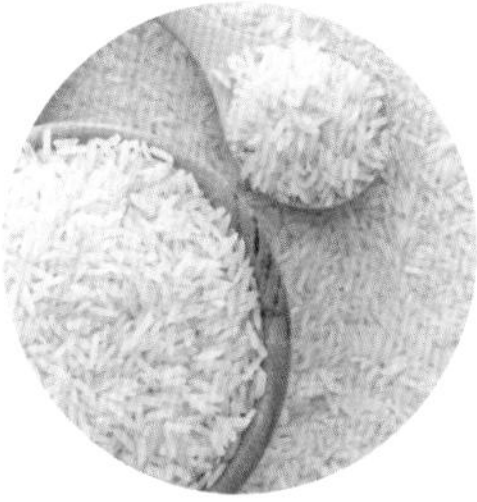
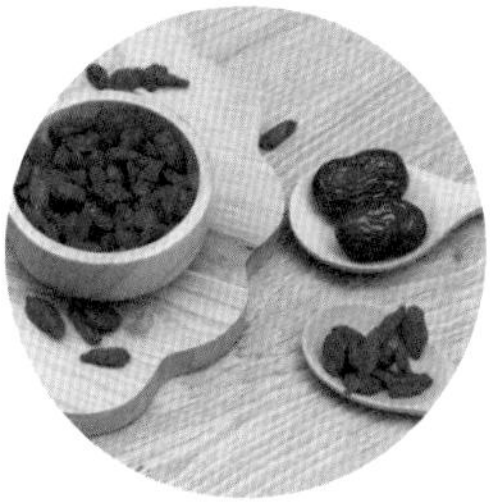
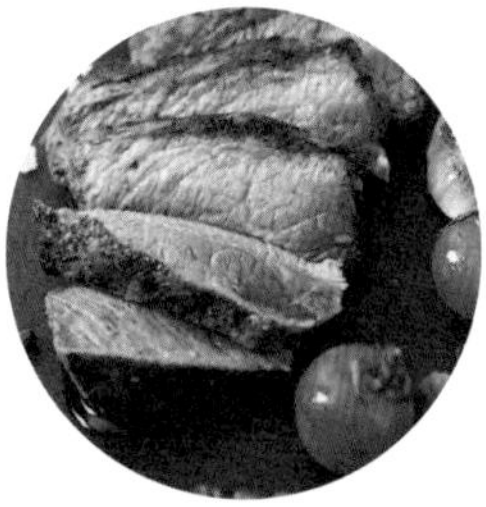

{ 飲食宜忌 }

宜	• 具有補氣作用的食物 • 性味甘溫之物 • 營養豐富、易消化的平補食品 白米、大麥、小麥、黃豆、山藥、花生、紅棗、香菇、桂圓、葡萄、櫻桃、雞肉、牛肉、豬肚、羊肚、鱸魚
不宜	• 少吃耗氣、生冷性涼食品 • 油膩厚味、辛辣食物 辣椒、花椒、胡椒、咖哩、胡荽、大蒜、洋蔥、西瓜、冬瓜、絲瓜、黃瓜、甜瓜、田螺、蟹、蝦、海鮮、羊肉
藥材類	• 具有補氣功能中藥 人參、黨參、黃耆、白扁豆、山藥、紅棗、桂圓

(3) 陽虛體質

特徵

陽虛主要表現就是氣虛兼有一定程度的寒象，以形寒肢冷為主要的症狀。氣屬於陽，基本上氣虛和陽虛在性質上是相同的，主要是先天稟賦不足或過食生飲、久病損傷陽氣，造成陽氣不足，身體呈現寒虛的症狀。

由於現代人經**常喜歡喝冰冷飲品及吃寒涼食物**，有些女性因為想要維持身材，長期大量生食蔬果，造成體質多偏虛寒，所以陽虛體質在臨床上經常可見。而腎主生殖，所以一旦腎陽虛，就會直接影響到子宮卵巢功能，也就是生育方面的問題，造成不孕不育的情況。

這類型的人會有以下主要症狀：型體虛胖或面色蒼白、口唇色淡、口不渴不喜飲水、畏寒怕冷、精神倦怠、小便量多色淡、腰背痠痛、全身關節易痠痛、食冷或吹風則腹痛腹瀉、心悸胸悶、身體臉部易水腫。

婦科症狀

月經延後或閉經、月經量少、色淡、少腹有寒冷下墜感、腰痠、乳房發育不良、性慾減退、陽痿、滑精、子宮虛寒不孕、夜尿量多。

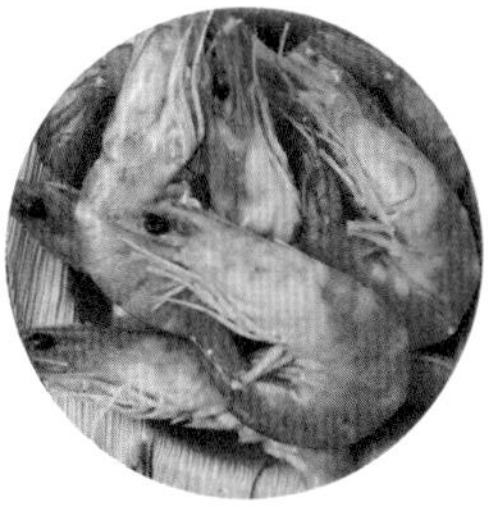
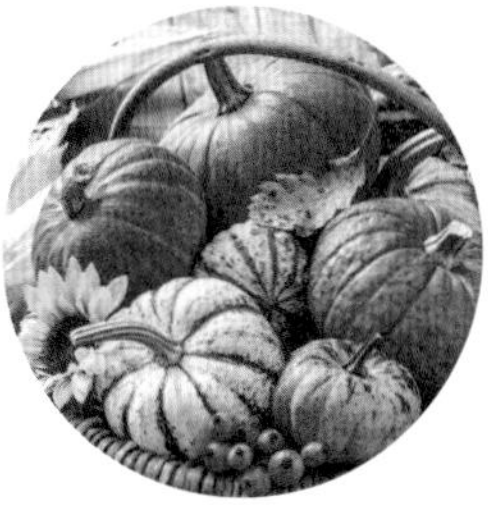
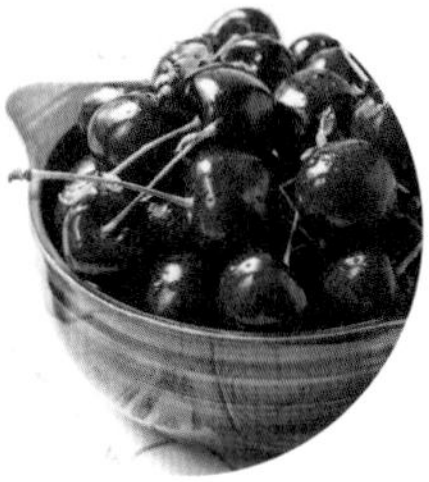

{飲食宜忌}

宜	• 肉類及海鮮類 羊肉、牛肉、雞肉、豬肚、豬肝、蝦、鱔魚、鰱魚、鯽魚、草魚、鱸魚、魚鰾 • 五穀雜糧及其他 粳米、糯米、小麥、高粱、核桃、酒、紅棗、黑棗、桂圓、杏仁、飴糖、黑糖、胡椒 • 蔬菜類 南瓜、芥菜、香菜、山藥、扁豆、胡蘿蔔、黃豆芽、大蒜、辣椒、韭菜、洋蔥、肉桂、生薑 • 水果類 荔枝、龍眼、楊桃、櫻桃
不宜	• 生冷苦寒、黏膩類食物 西瓜、香瓜、哈密瓜、水梨、香蕉、橘子、火龍果、奇異果、葡萄柚、柚子、椰子、冬瓜、黃瓜、絲瓜、芹菜、茄子、綠豆、鴨肉、蟹肉 • 其他 各式冰飲、冰淇淋
藥材類	• 補陽氣藥材 淫羊藿、巴戟天、肉蓯蓉、鎖陽、鹿茸、補骨脂、附子、肉桂、杜仲、續斷、核桃、益智仁

(4) 血虛體質

特徵

血虛簡單來說就是血不足。血液是人體最重要的津液，對身體五臟六腑及其他器官發揮非常重要的滋潤濡養作用；血液充足則人體的臉色紅潤、皮膚滑嫩、毛髮有光澤，但血液一旦不足就會出現面色蒼白或萎黃、皮膚乾燥、毛髮乾枯等症狀。

除了外傷大量出血、生產，以及月經大量失血外，脾胃虛弱影響造血功能也是造成血虛的重要因素。另外，過度勞累也會傷氣耗血，如現代人使用手機或電腦用眼過度，引起眼睛痠澀疲勞，用腦思慮過度造成頭暈眼花等，都是導致血虛的原因。血虛情況影響婦科時間一久，就會不容易受孕。

這類型的人會有以下主要症狀：臉色萎黃或蒼白、心悸、心神不安、健忘、多夢、失眠、頭暈、眼花眼糊、食慾減退、皮膚搔癢、月經不調、崩漏、失血、手足發麻、掉髮。

婦科症狀

月經後期量少、色淡、閉經、月經不調、崩漏、不孕。

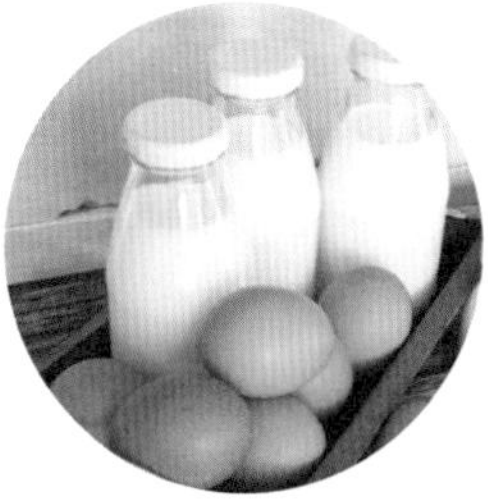

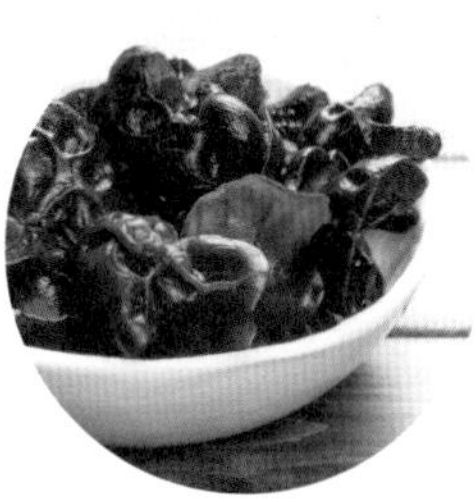

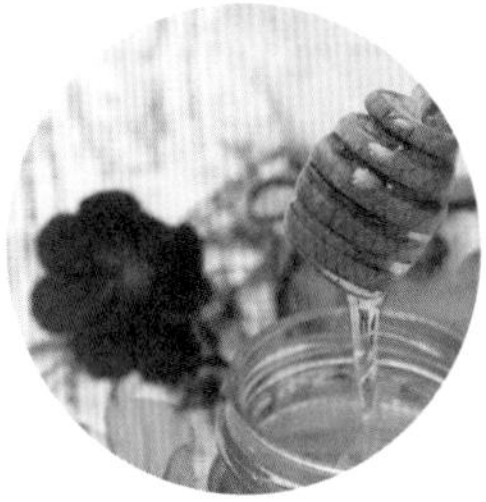

{ 飲食宜忌 }

宜	• 肉類、海鮮類及其他 牛(牛肉、牛乳)、羊(羊肉、羊乳、羊肝)、豬(豬肉、豬心、豬肝、豬血)、雞(烏骨雞、雞肝、雞肉、雞血)、蝦、海參、活魚、火腿、鴨血、蛋、奶油 • 五穀蔬果類及其他 黑木耳、黑芝麻、淡菜、莧菜、黃豆、黑豆、豆腐、茼蒿、雪裡紅、海蜇、海帶、紫菜、紅蘿蔔、花生、龍眼、葡萄、荔枝、龍眼、檸檬、柑橘類、紅棗、紅糖、蜂蜜
不宜	• 辛辣刺激食物 辣椒、大蒜、胡椒、咖哩
藥材類	• 以補血藥材為主 當歸、熟地、白芍、山東阿膠、枸杞、旱蓮草、酸棗仁、龍眼肉、何首烏、白芍、桑椹

(5) 陰虛體質

特徵

陰虛是指身體缺水，體內的津液精血等水分不足，以「陰虛內熱」為主要表現狀態。由於現代人先天稟賦不足或經常熬夜、工作壓力大、房事不節制、長期過服辛辣燥熱食物，造成體內津液精血虧少，體內產生「虛火」而有「缺水」的情況。好比一塊長年缺乏水分滋潤灌溉的土地，植物無法生長，地表乾涸龜裂，所以陰虛體質所表現出的外在症狀就是身體乾燥，缺乏水分滋潤。

這類型的人會有以下主要症狀：皮膚乾燥或偏油、臉易潮紅、全身皮膚易有烘熱感、眼睛血絲多、眼睛乾澀、口燥咽乾、口氣臭穢、易口瘡、手腳心發熱、怕熱、煩躁易怒、眠淺多夢、大便乾燥、小便少、睡眠時易盜汗、午後低熱、舌紅少苔或無苔、脈細數。

由於部位的不同，陰虛體質的人還會有以下幾種表現。

①肺陰虛

兼見乾咳少痰、顴紅、潮熱盜汗、痰中帶血。

②心陰虛

兼見心悸怔忡、眩暈、多夢失眠、五心煩熱、盜汗、脈細數。

③肝陰虛

兼見眩暈耳鳴、腰痠、盜汗、男子遺精、女子月經量少；肝腎陰虛則還可見頭痛、視力減退、眼糊眼花、不孕、月經失調等症。

④腎陰虛

兼見腰痠、頭暈、耳鳴、遺精、閉經、不孕。

婦科症狀

月經先期或後期月經色紅、無血塊、月經量少或閉經、不孕。

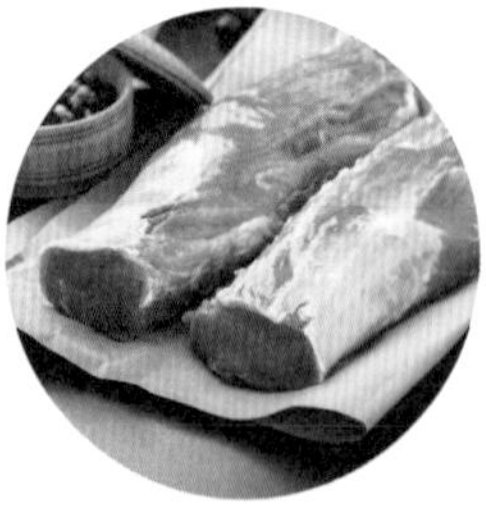 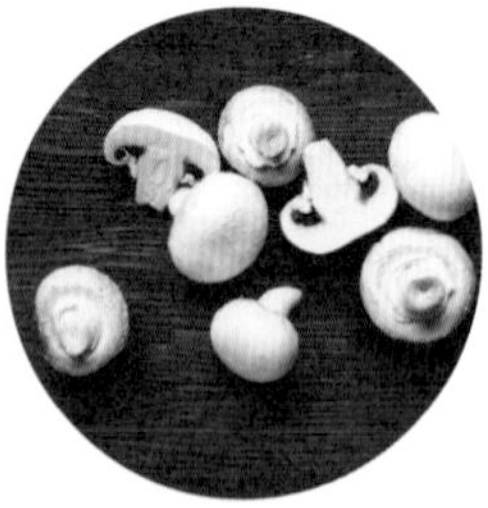 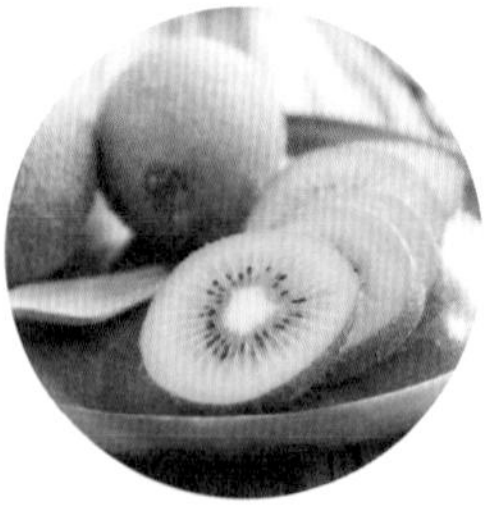

{ 飲食宜忌 }

宜	• 肉類及海鮮類 豬(豬肉、豬皮、豬腳)、牛乳、鴨肉、雞蛋、燕窩、鮑魚、甲魚、銀魚、海參、牡蠣、海蜇 • 五穀蔬果類 小麥、大麥、綠豆、豆芽菜、黃豆製品、豆漿、豆腐、冬瓜、黃瓜、苦瓜、絲瓜、菜瓜、海帶、紫菜、金針菜、芹菜、菠菜、蘑菇、薏苡仁、蕃茄、葡萄、甘蔗、柿子、火龍果、水梨、奇異果、香蕉、蘋果、芭樂、柑橘類
不宜	• 溫燥、辛辣、重口味食物 蝦、羊肉、辣椒、胡椒、咖哩、大蒜、蔥、韭菜、龍眼、荔枝、酒、咖啡、濃茶、油炸油煎類食物、燒烤食物、焗烤食物
藥材類	• 肺陰虛 常用沙參、麥門冬、百合、川貝母、生地、玉竹 • 心陰虛 常用淮小麥、百合、生地、麥門冬、酸棗仁、茯神、磁石、夜交藤 • 肝陰虛 常用地黃、當歸、白芍、枸杞子、山茱萸、女貞子、旱蓮草、桑椹、何首烏、龜板、鱉甲 • 腎陰虛 常用地黃、龜板、鱉甲、首烏、山萸肉、女貞子、旱蓮草、玄參

(6) 痰濕體質

特徵

這裡的痰濕主要是指脾的運化水濕功能失調後，所產生的一種病理產物。由於痰濕具有黏膩阻滯的特性，所以容易成為其他疾病的溫床。一般人認知的痰主要是存在於肺部，稱為「有形的痰」也是「狹義的痰」，另一種痰則是這裡講的「無形的痰」，也可稱為「廣義的痰」，它可能留在體內的經絡、臟腑各處，表現出不同的徵狀，如痰影響到頭部會引起眩暈，痰留在四肢會造成四肢麻木，痰留在經絡會產生痰核，如西醫稱的「脂肪瘤」即是痰擾表現，也是現代常見的疾病。

痰濕體質的形成多為飲食不當，例如平日喜歡吃過甜、過油、過鹹等重口味食物，或喜歡飲酒、喝冰涼冷飲、吃冷食，三餐不規律、喜歡吃宵夜等造成脾胃功能失調，以及經常熬夜造成內分泌失調等，都會造成體內水分代謝異常，不能順利藉由大小便或汗液排出體外，水濕停聚體內而形成。這類型人身體的膽固醇、三酸甘油脂、血糖會明顯高於一般體質的人，在體重的表現上，痰濕體質也是肥胖症型居多。

這類型的人會有以下主要症狀：型體偏胖、容易疲倦、口唇色淡、舌苔厚膩、口不渴、不喜歡喝水、口中黏膩、食慾不佳、白帶多、身體浮腫、多痰、臉部油膩、髮易出油、胸悶、噁心欲嘔、易腹瀉，一日多次或大便有黏膩感、小便混濁起泡沫、失眠、頭暈頭脹頭痛、四肢麻木感、有時鼾聲如雷。

婦科症狀

婚久不孕、肥胖多痰、月經不調、經量少或月經易延遲或閉經、白帶量多色白如涕、倦怠乏力、胸悶脹。

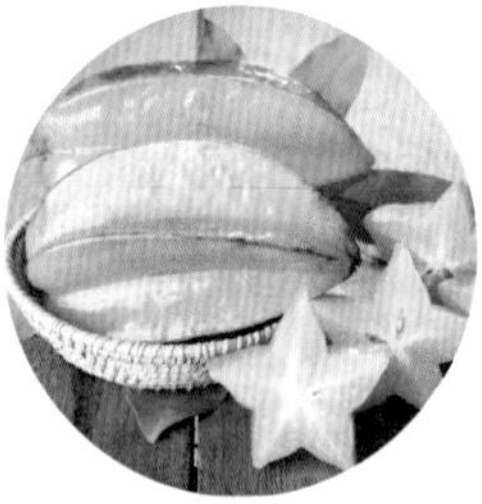

{飲食宜忌}

宜	• 味淡性溫平食物 • 健脾利濕、去濕化痰的食物 • 肉類及海鮮類 牛肉、雞肉、海參、鮑魚、海蜇皮 • 五穀蔬果類 冬瓜、高麗菜、白蘿蔔、芥菜、地瓜葉、白果、扁豆、紅豆、山藥、薏苡仁、檸檬、櫻桃、楊桃、杏仁、蓮藕、生薑
不宜	• 肥甘厚味或燒烤炸辣食物 肥肉、豬肝、奶油、炸雞、炸薯條等油炸類食物、含糖飲料、冰品、酒類、辣椒、胡椒、咖哩
藥材類	山楂、陳皮、茯苓、薏苡仁、白朮、芡實、白扁豆、赤小豆、荷葉、澤瀉、半夏

(7) 血瘀體質

特徵

血瘀體質簡單來說就是血脈在體內瘀阻、不通暢了。身體內血液運行不通暢，自然就會瘀阻住血管或是流出到血管外，好比水溝的水垢或油垢，時間一久沒有經常清洗疏通，最後不是塞住就是會流出水溝外。一旦體內瘀阻，就會產生不舒服的症狀。

中醫認為「氣行則血行，氣滯則血瘀」，「氣滯」最容易造成「血瘀」症，氣鬱一久就會產生氣滯的現象。另一個原因就是「寒凝血瘀」，在寒冷的狀態下，也容易造成血液運行緩慢，造成血瘀的狀況，就好比在寒冷的冬天，水容易結成冰一樣，這也是為什麼冬天心肌梗塞或腦梗塞患者發病率比較高的原因。

要注意的是，「血熱」也會造成「血瘀阻」現象。由於熱會傷津，體內水分太濃稠，也容易造成瘀血的狀況，很多高血壓、糖尿病患者就是屬於這類血瘀症。這些造成血瘀體質的原因，都會導致臟腑功能失調，阻礙氣血轉行或氣血凝滯日久成塊，進而表現出一系列瘀血症狀。

這類型的人會有以下主要症狀：面色晦暗黧黑無光、提前出現老年斑、眼眶暗黑、頭髮枯黃、容易脫落、頭屑較多、膚質粗糙乾燥、容易脫屑甚至如魚鱗、唇色黯沉、關節刺痛、但欲嗽水不欲嚥、舌質青紫、常見瘀斑、容易出血、吐血、便黑、女性痛經、閉經、崩漏等，男性身上容易瘀青。

婦科症狀

婚久不孕、經行腹痛、月經失調、經色瘀暗有血塊、乳脹、素有癥瘕（瘤體）、閉經、崩漏。

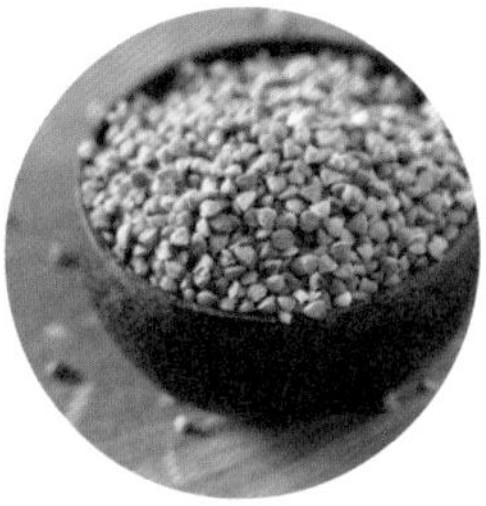
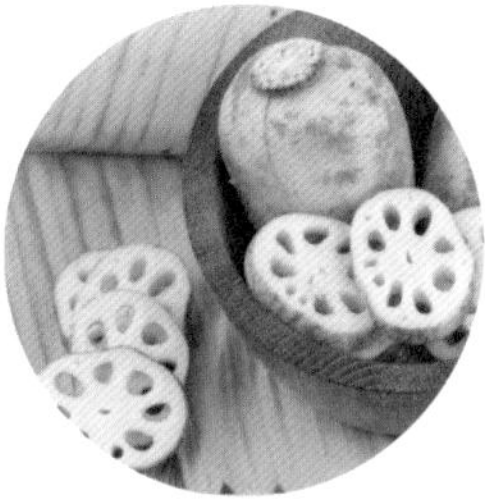
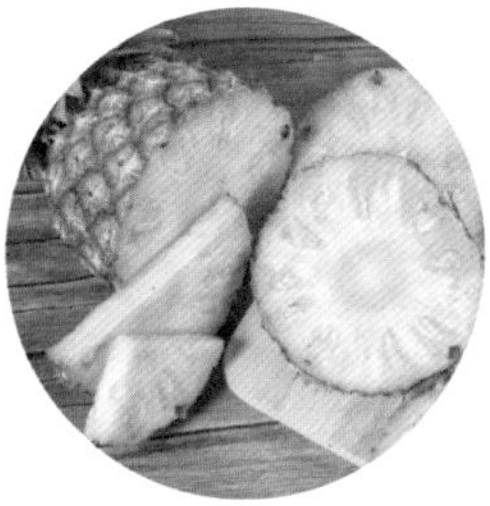

{飲食宜忌}

宜	• 理氣活血去瘀類食物 佛手、柳丁、柑橘皮、蕎麥、韭菜、大蒜、火腿、刀豆、蓮藕、洋蔥、蘑菇、香菇、猴頭菇、木耳、海帶、葛根、蒟蒻、金針菇、豬心、鳳梨、菱角、藕節、桃仁、油菜、黑豆、醋、山楂、葡萄酒
不宜	• 苦酸性寒的食物 柿子、石榴 • 易脹氣食物 豆類、糯米、甘薯、甜食 • 寒涼、溫燥、油膩食物 冰凍飲料、辣椒、肥肉
藥材類	• 養血活血藥材 生地黃、丹參、紅花、雞內金、川芎、當歸、五加皮、地榆、續斷、茺蔚子

(8) 肝鬱體質

特徵

現代人由於生活壓力大，精神情志失調，心情抑鬱煩悶或情緒急躁易怒，造成肝的氣機失調，形成肝鬱體質。肝鬱體質主要是以心理狀態影響為主，也是導致憂鬱症主要的體質症型之一。

肝主疏泄條達，若肝的疏泄功能不足，就會表現出精神抑鬱、多愁善感、唉聲嘆氣、胸脅悶脹等情況；而疏泄太過就會表現出煩躁易怒、頭暈脹痛等症狀，所以肝的氣機條暢對人體而言是非常重要的。

這類型的人會有以下主要症狀：性情急躁易怒，遇事稍有不順即容易激動或情緒抑鬱寡歡、胸脅脹痛或竄痛、胸悶、乳房脹痛、少腹脹痛、月經不調、舌淡紅、苔白、脈弦、咽中梗阻有異物感、噁心嘔吐、噯氣或腹痛腸鳴、閉經痛經、乳房腫塊、月經不調。

婦科症狀

婚後多年不孕、月經先後無定期或行而不暢、經前乳脹、經色暗紅、夾小血塊、少腹脹痛。

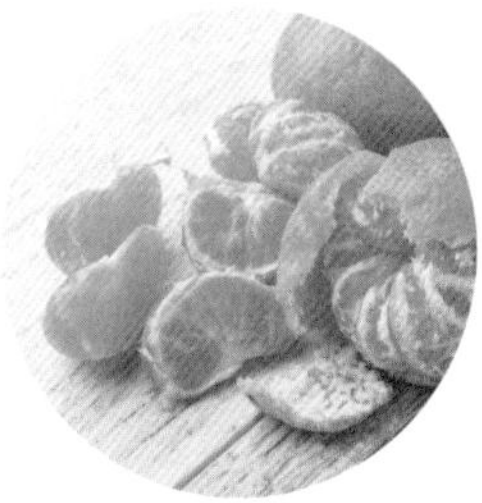

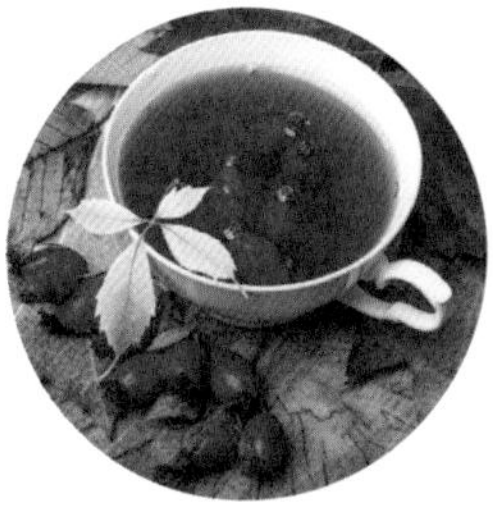

{飲食宜忌}

宜	金針花、海帶、瘦肉、乳製品、佛手、橘子、柳丁、檸檬、蕎麥、韭菜、茴香、蘿蔔、火腿
不宜	• 刺激性食物 咖啡、濃茶、辣椒、酒類、藥酒 • 肥甘厚味食物 肥肉、內臟、燒烤、甜食
藥材類	柴胡、枳殼、香附、川楝子、青皮、鬱金、玫瑰花、山楂、路路通

(9)濕熱體質

特徵

濕熱體質簡單來說就是體內有濕氣兼有熱象的意思。體內蓄積過多的水分就形成水濕，濕又分為內濕及外濕；「外濕」多由外界環境潮溼及淋雨或處於潮濕環境所造成，「內濕」則多因脾胃消化系統出問題所造成，如過食生冷食物或過食肥甘、飲酒過度等因素，造成脾的運化功能失調所產生的濕氣。

如果濕氣及熱同時進入我們的身體，就形成了濕熱體質。體內濕熱如果鬱結在肝膽，就會造成情緒煩躁易怒、脅肋脹痛；濕熱影響到大腸就會造成腹瀉大便黏膩臭穢，而濕熱體質也是造成不孕症的常見體質。

這類型的人會有以下主要症狀：經常面垢油光、煩躁易怒、口瘡口臭、皮膚搔癢、易生痤瘡、口苦口乾、身重睏倦、大便黏膩或燥結、小便短黃、男性易陰囊潮濕、女性易白帶增多、舌質偏紅、苔黃膩、脈滑數。

婦科症狀

婚久不孕、經行不暢或月經稀發、閉經、白帶量多，色黃黏稠或臭味或伴有陰癢。

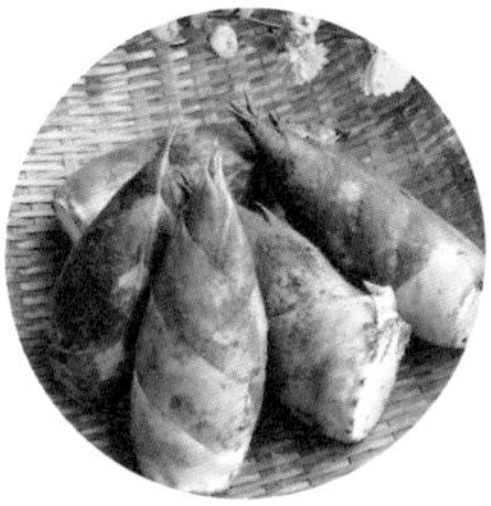

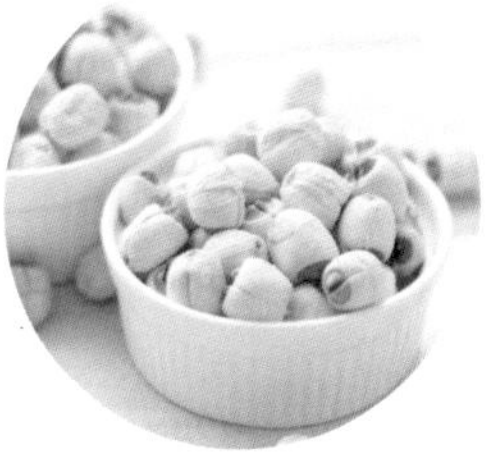

{飲食宜忌}

宜	綠豆、紅豆、薏苡仁、蓮子、絲瓜、冬瓜、苦瓜、黃瓜、西瓜、芹菜、空心菜、大白菜、金針花、竹筍、蓮藕、瘦肉、豬肚
不宜	• 燒烤炸辣等重口味食物 糯米、韭菜、大蒜、肥肉、辣椒、胡椒、咖哩、酒、荔枝、龍眼、石榴、柚子
藥材類	金銀花、蒲公英、菊花、佩蘭、牡丹皮、黃芩、敗醬草、茵陳、黃連、黃柏、龍膽草、虎杖、滑石、茯苓、白朮

調整體質，從五臟六腑著手

《黃帝內經》中講到的五臟是以比較整體的概念在闡述，所稱的臟是指內臟的整體系統，又稱「臟象」。臟象學說是中醫理論的核心，簡單來說就是「內臟外象」；「臟」是探討臟腑本臟，「象」則偏於整體系統功能表現，與西醫所稱肝心脾肺腎五臟本體稱謂有所不同。

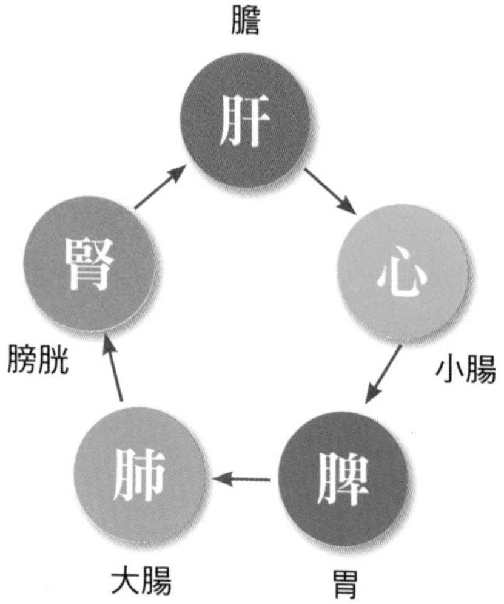

肝、膽功能與調理

生殖內分泌系統、神經系統、肝臟系統，都與中醫所講的肝息息相關。中醫認為「肝主藏血，人臥則血歸於肝」，因此，丑時（凌晨1—3點）是養肝的最佳時刻，應當好好睡眠養肝血。現代人經常熬夜晚睡，造成肝血不足、肝火上升（肝主怒），脾氣也跟著暴躁起來。另外，「肝開竅於目，肝經連目系」，每當用眼過度常會覺得目酸目澀、視力模糊，其實也是肝血不足所造成。尤其現代人經常整天使用電腦及智慧型手機，造成肝血不足，時間到了又不就寢，對肝的損傷莫大，所以建議固定時間閉目養神小憩，對肝的疲勞恢復是很有幫助的。

肝的經絡是唯一繞行生殖器的經脈，所以中醫在調理不孕疾病時，必須從肝經去著手調理。再者，很多現代人有乳腺增生的問題，一方面與日常生活飲食中接觸過多環境賀爾蒙有關，一方面與肝氣鬱結也有相當大的關係。現代人普遍壓力大，情緒過於激烈，加上作息不正常，容易造成肝氣鬱結，尤其女性朋友更常見這種情況，所以臨床上乳房囊腫的患者比例非常多。

肝的經絡分布於兩脅肋，乳房又是肝經必經的路徑，而肝主疏泄條達，當疏泄功能出問題後，肝的經絡不順暢就會造成肝氣鬱結現象，所以很多婦女在經前特別容易生氣易怒、乳房脹痛、脅肋或兩少腹悶痛的現象，這就是肝的氣機出現了問題。

而肝與膽是相表裡的臟腑，《黃帝內經》提及：「凡十一臟皆取決於膽」，也就是說其他十一臟功能的發揮與膽息息相關，所以一旦膽的經絡出現問題，其他臟腑的功能也會發生影響。現代人常過度疲勞，一旦過勞也會影響到膽經的循環，這時會出現口苦、脅肋疼痛、時常唉聲嘆氣、面色暗沉無光澤、皮膚乾燥易搔癢等症狀，因此坊間很多書籍也可見教導敲膽經來促進循環，幫助解除疲勞的說法。

另外，膽具有儲存及排泄膽汁的功能，膽汁的正常排泄與肝的疏泄功能又息息相關，現代人由於飲食不正常，早餐常因忙碌忽略不吃，晚上又經常性吃宵夜，不僅造成胃火過旺、胃酸過多，膽結石、膽砂過多更是現代常見的疾病。尤其膽結石阻塞造成的疼痛相當難以忍受，所以養肝護膽是非常重要的調理。

腎、膀胱功能與調理

一般民眾常誤解中醫講的腎，是腎臟功能出現了問題，但其實中醫所講的並不是單指西醫說的腎臟，而是包含了腎臟、輸尿管等泌尿系統，和卵巢子宮及男性睪丸輸精管等整個生殖內分泌系統。一般講到生殖系統，最主要的臟腑就是腎。中醫認為腎主藏精，為「先天之本」，與生長、發育、生殖有關，所以中醫臨床上調理不孕，主要是從「腎」來著手調理，以及肝脾系統。

中醫認為腎主水、主納氣，如果一個人的腎氣虧損，就會出現腰膝痠軟，易生疾病、易衰老。由於現代人生活作息不正常，晚睡熬夜，整天玩電腦手機，造成早衰現象，這就是身體提早老化的徵兆。中醫《黃帝內經》曾提及：「女子七歲，腎氣盛，齒更髮長」、「丈夫八歲，腎氣實，髮長齒更。」意思就是說，人在七、八歲時，由於腎氣逐漸充足，身體機能開始啟動，所以有「齒更髮長」的變化；到了青春期，腎氣充盛，產生了一種能促進人體性功能發育成熟的物質「天癸」，於是第二性徵開始發育，男子就能產生精子，女子開始排卵出現月經，並具備有生殖能力。到了中年，腎氣漸衰，性機能和生殖能力隨之逐漸減退而消失，當人們年紀增長、體質開始走下坡時，人體精氣神也就自然不足，此時陰陽失衡，即出現所謂的腎虛現象。

中醫認為，腎與膀胱是互為表裡的臟腑，因此，腎與膀胱兩者在功能的表現上也是互為相關的。膀胱的功能主要在儲藏和排泄尿液，當膀胱功能出問題，就會出現尿頻、尿急、尿失禁或小便不利等問題。而腎主身體水氣通調，所以一旦腎氣虛或腎水不足時，也會造成膀胱功能出現問題，如更年期婦女經常出現的膀胱炎，導致夜尿、小便失禁、小便頻繁等現象。

足太陽膀胱經循行的路徑，是走在身體背部的一條主要經絡，中醫認為肝主筋、腎主骨，肝腎虛則筋骨萎軟，所以常見很多老年人因為肝腎虛造成經常性的關節痠痛、坐骨神經痛，而電腦、手機族過度使用3C產品造成的頸部僵硬疼痛，也與中醫認為的腎虛有密切關聯。

脾、胃功能與調理

古書云：「脾為後天之本，氣血生化之源」，意思是指從人出生後所有的生命活動，都有賴後天脾胃所攝取的營養物質。先天不足的，可以通過後天調養補足；反之，即使先天非常好，如不重視後天脾胃的保養，時間一久也會影響到先天的問題。當然中醫講的脾胃並不是現代醫學所單指的脾與胃，而是包括了整個消化系統，講究的是整體的概念，遠遠超出解剖學意義上脾和胃的範疇。

中醫認為脾胃居中土，和其他臟腑關係非常密切。脾胃有病很容易影響其他臟腑，所以古書有言：「脾胃一傷，四臟皆無生氣」，可見脾胃功能的重要性。由於飲食的多樣化及新鮮感，現代人天天大魚大肉，一下麻辣鍋，一下冰淇淋，腸胃功能往往容易出問題，一旦消化系統出問題，所吃入體內的營養物質當然無法吸收。以女性患者來說，**吃入太多寒性食物不僅影響脾胃，也會造成子宮虛寒**。臨床上不孕的患者，很多在飲食上往往冰涼不忌，夏天天氣熱喜歡喝冷飲、吃大量生菜水果，但沒有兼顧體質寒熱虛實的不同，所以傷到了中醫的脾陽，造成脾失健運、濕邪內生，子宮卵巢相對也因過食寒涼而受寒。最直接影響的就是白帶變多、月經經量減少、下腹疼痛血塊多、宮體虛寒不易受孕，甚至易長肌瘤等等，**足見食物的寒熱溫涼特性對身體影響的重要性。**

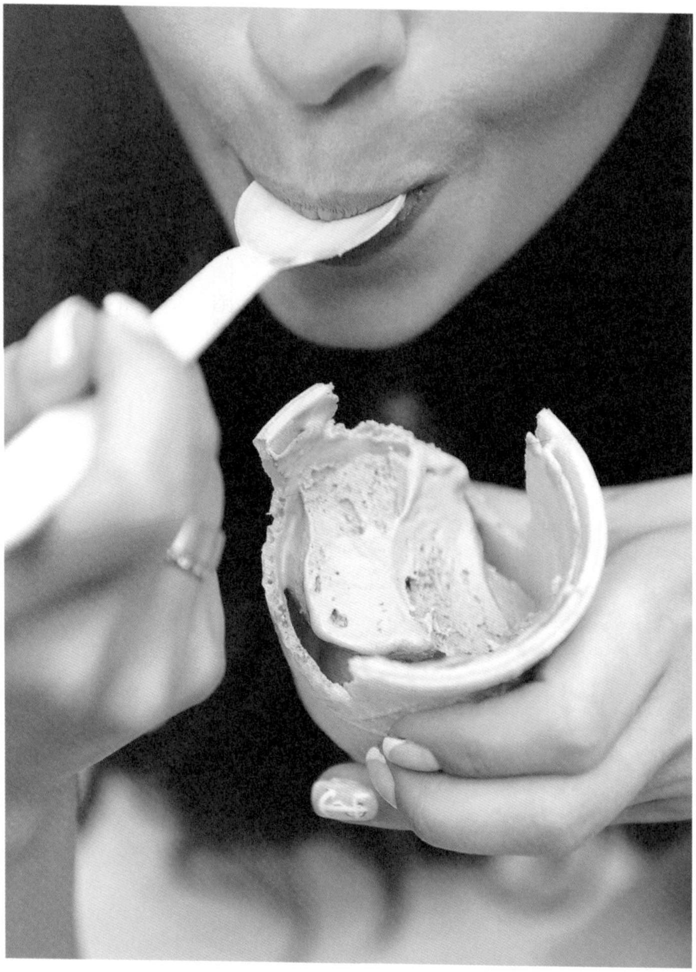

心、小腸功能與調理

《黃帝內經》認為「心為君主之官」，統管我們的五臟六腑，因此，講到養生就須從安心神開始。心主神志、藏神，所以中醫所說的心與西醫心的本臟有所不同，而是包括心的本臟及大腦的精神腦力、自律神經與心臟相關的其他循環系統組織，講究整體概念。

現代人常習慣性晚睡，造成心氣不足，心主血脈的功能發生問題，就容易出現心律不整、心悸胸悶、心肌梗塞等問題，這些往往都是心氣不足所造成的後續併發，而且臨床上這類患者不少。其實疾病是累積而來，心臟無力也是日積月累過度消耗所造成。心臟不舒服時，很多人會透過檢驗心電圖找出原因，但並無法立即發現心臟有狀況，平日卻又會心悸胸悶，時間一久，就會導致二尖瓣三尖瓣閉鎖不全、心臟脫垂、心臟衰竭等病症。這類患者往往會造成全身性循環低下，影響到的是全身臟腑。

中醫講到心還有另一功能就是「心藏神」；「心為君主之官，神明出焉」，現代人工作壓力大，精神容易緊張、思慮過度，所以常會出現失眠、多夢、心神不寧等睡眠障礙，中醫所謂的臟躁病就與心血不足有關，很多情志病都與心的功能息息相關。當然，婦科疾病中也很常見到這類型的患者，所以臨床上有一些不孕患者長期熬夜晚睡、作息不正常，不僅造成精神情志失調、多夢失眠、心神不寧等問題，一方面也造成卵巢功能低下、月經不順、內分泌失調。

小腸是食物吸收消化的場所，而中醫認為心和小腸是相表裡的臟腑。近年很流行吃早午餐，把早餐與午餐當成一餐解決，導致進食時間異常，腸胃功能也跟著紊亂，讓食物營養無法完全被身體吸收。我們常講食補藥補的重要性，但**吃的時間規律也是非常重要的**。尤其現代女性很講究身型體態，臨床上很多體重過重的患者經常三餐不規律、飲食不節制，常見腹脹腹瀉、消化不良等症狀，造成體重反而更不容易控制。

在中醫理論裡，小腸在一定程度上能反映出心臟的功能性表現。中醫認為「心之華在面」，心主全身血脈，如果心臟出現問題也可從臉面色澤呈現出來。由於小腸經絡循行到臉部，所以心臟一有問題就會從小腸經絡反映在臉上。最常見患者下午2、3點後出現胸悶氣短、臉紅心悸；心火過旺臉色就會出現臉紅的現象，這也是心火外散的表現，透過小腸經絡反映在臉部。

肺、大腸功能與調理

《黃帝內經》指出：「肺者，相傳之官，治節出焉。」中醫所講到的肺主要包含了整個呼吸系統，包含肺本臟、支氣管及其他呼吸系統；又由於肺主皮毛，所以皮膚疾病也與肺有密切關聯性。如果把心比作為君主，肺則像一位輔佐君主的宰相，協助心臟治理全身，所以肺主一身之氣，具有調節主導全身各臟腑經絡之氣的作用。中醫常講到五行（木火土金水）相生相剋，金能生水，「虛則補其母，實則瀉其子」，所以臨床上在治療中醫腎虛不孕的問題，往往會使用到肺經的藥物或穴道。

肺與大腸是互為表裡的經絡臟腑，「大腸者，傳導之官，變化出焉」，大腸的主要功能簡單來講就是排便。現代人工作壓力大，喜吃重口味或精緻食物，攝取過多高動物性脂肪、高蛋白質和低纖維的飲食習慣，造成了經常性的便祕，體內有毒物質排出不易，導致身體累積過多毒素，也因此台灣的大腸癌一直高居十大癌症前幾名，其實和平日的飲食習慣最有關係。所以，要想打造健康無毒的身體，應從飲食攝取習慣改變做起。

心包、三焦功能與調理

《黃帝內經》講到：「膻中者，臣使之官，喜樂出焉。」膻中指的就是心包，中醫認為心為君主之官，所以心包護衛著心臟，就好像君主的臣使一樣，代君行事，所以又稱為「心主」。

若心包經絡暢通，能增加腦、心、胃功能作用，暢通心臟周圍的循環經絡，改善心臟的功能，使腦部的運作更靈敏，減少失智症、眩暈嘔吐、焦慮症、心悸胸悶等心臟病問題。我們常看到一些養生書教導大家敲打心包經，對心臟養生有很大的幫助，在很多養生書中，也常講到許多疾病和心包積液過多有密切的關係。

《黃帝內經》提及：「三焦者，決瀆之官，水道出焉。」三焦分布於人體胸腔及腹腔，是人體血氣、津液運行到各臟腑器官的途徑。簡單來說，三焦和個別臟腑之間的關係密切，可以用來調整及輔助臟腑的機能；三焦通暢，則水液及氣機運行暢順無阻，但如果出現問題，便會導致氣化功能失調，影響各個臟腑間的調節機能，導致各個相關臟腑的病變。

三焦是上焦、中焦和下焦的合稱，也是中醫藏象學說中一個特有的名詞，六腑之一。三焦位於軀體及臟腑之間的空腔，包含胸腔和腹腔，人體的其他臟腑器官均在其中。上焦主要是通過心肺的協調作用，將吃進身體的食物水穀精氣布散全身，提供全身肌膚、筋骨營養；中焦主要透過脾胃消化吸收的功能腐熟水穀，吸收食物的精華，使營養物質化生血液；下焦主要透過腎與膀胱的泌尿作用將廢物排除體外，當然也包括腸道的排泄作用。這些功能實際上就是人體內臟腑氣化功能的綜合。

三焦位置與主要器官

上焦	• 橫膈以上內臟器官 心、肺
中焦	• 橫膈以下至肚臍內臟器官 脾、胃、肝、膽
下焦	• 肚臍以下內臟器官 腎、大腸、小腸及膀胱

常保身心平衡的四季養生

養生治病與四季息息相關。唐代學者王冰注疏《黃帝內經》有云：「養生者必敬順天時。」四季的養生必須符合春生、夏長、秋收、冬藏的時序規律，順應春夏秋冬氣候的變化，這就是《黃帝內經》所講的「以天地之氣生，四時之法成」。

人體的生理活動，必須適應四時陰陽的變化，才能與外界環境保持協調平衡，身體才能常保健康。所以明代醫家張景岳曾說：「春應肝而養生，夏應心而養長，長夏應脾而養化，秋應肺而養收，冬應腎而養藏。」

春季養生法

春季是從農曆1月至3月，包括立春、雨水、驚蟄、春分、清明、穀雨六個節氣。春為四時之首，萬象更新之始，如同《黃帝內經》所說：「春三月，此謂發陳。天地俱生，萬物以榮。」當春季來臨時，陽氣開始升發，這時人體的陽氣也會順應自然，向上向外疏發。所以，春季的養生必須要掌握到春令之氣

四季二十四節氣

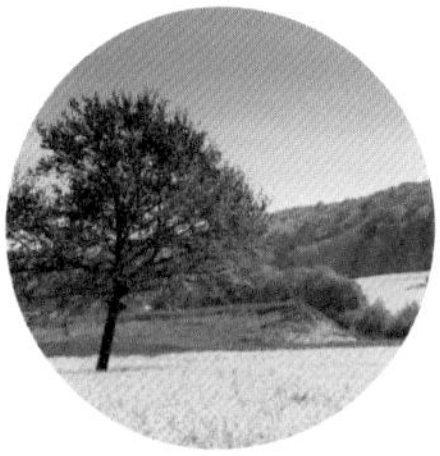

春 立春、雨水、驚蟄、春分、清明、穀雨

夏 立夏、小滿、芒種、夏至、小暑、大暑

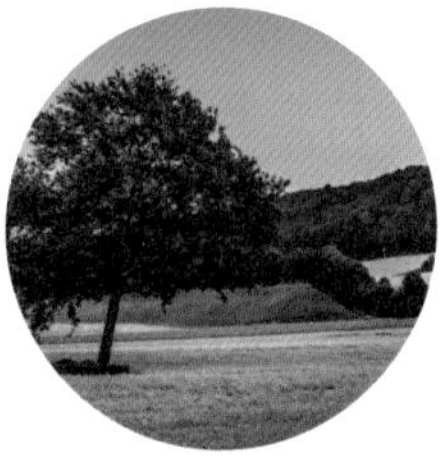

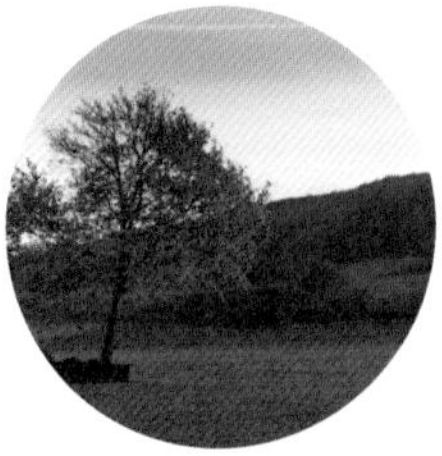

秋 立秋、處暑、白露、秋分、寒露、霜降

冬 立冬、小雪、大雪、冬至、小寒、大寒

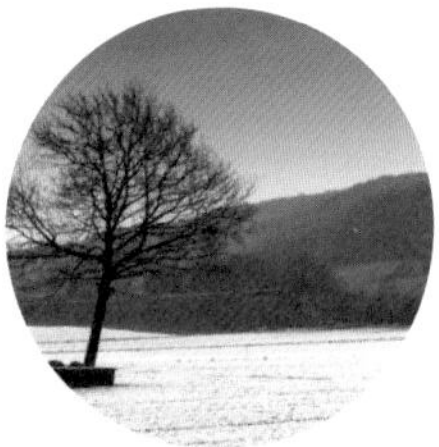

升發調達舒暢的特點，注意到保衛體內的陽氣，凡是有耗傷陽氣和阻礙陽氣的情況都應該要避免。**保暖也是保護陽氣的方式，注意身體避免受到風寒，也可多吃溫補陽氣的食物**如蔥、薑、蒜、韭菜等來補陽。

另外，肝在春季活動比較旺盛，但肝木容易克脾土，稍不注意就容易導致影響損傷到脾胃，所以春季必須養肝護脾胃。古代醫家孫思邈也提倡「春日宜省酸，增甘，以養脾氣。」由此可見這個季節調養脾胃的重要性。

隨著春季到來，白天漸長，天氣漸漸回暖，加上易下雨濕氣加重，所謂的濕邪就會容易損傷到我們的消化系統，導致身體出現短暫不舒服的現象，這種現象稱為「春困」，所以在這個階段，一定要注意對脾胃的保護，健脾利濕，並**調好睡眠品質，多休息、多飲水、不要熬夜，中午可休息片刻，對下午體力回升也很有幫助**。尤其女性朋友一熬夜就會影響到婦科疾病，更要注意睡眠的品質。

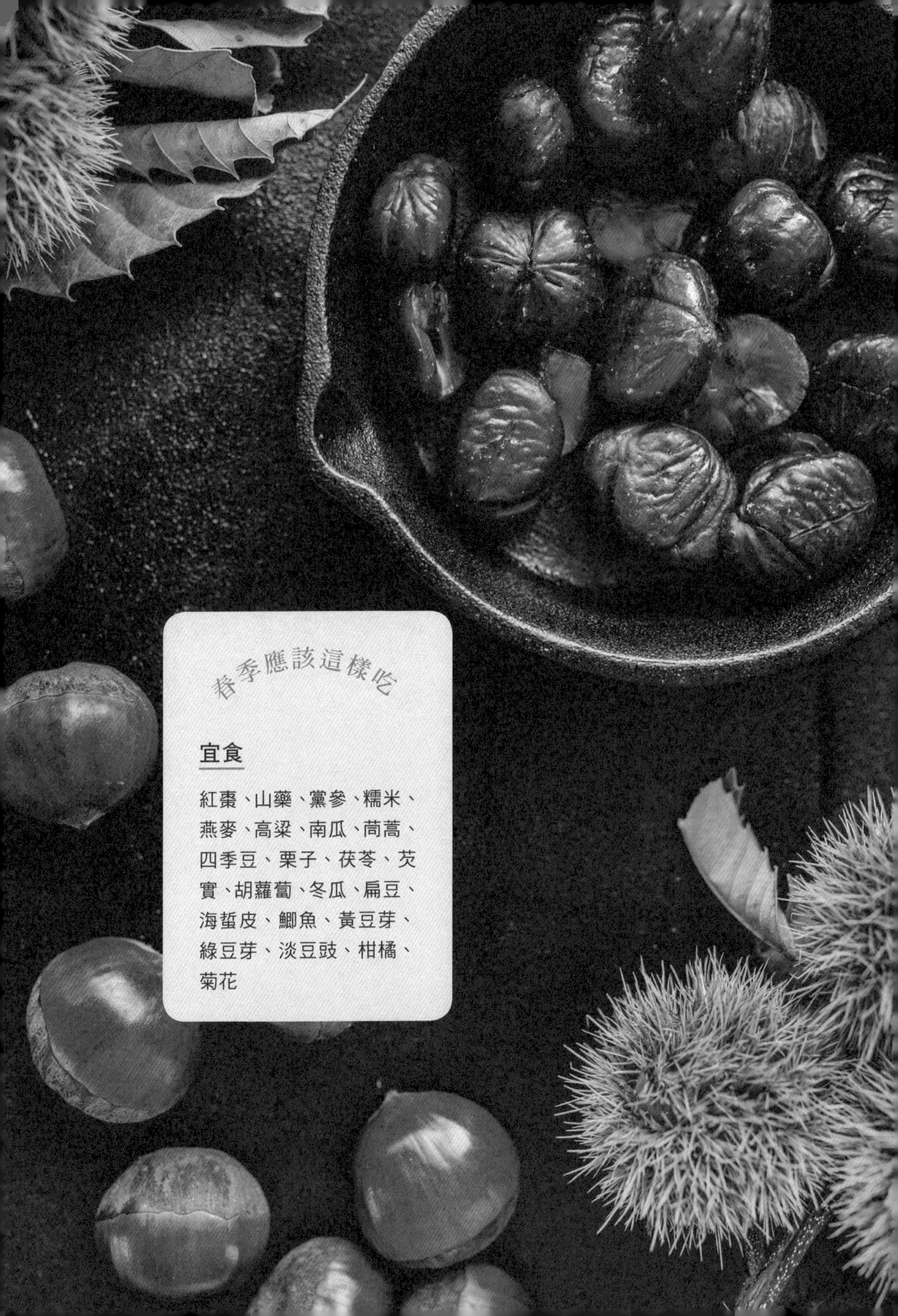

春季應該這樣吃

宜食

紅棗、山藥、黨參、糯米、燕麥、高粱、南瓜、茼蒿、四季豆、栗子、茯苓、芡實、胡蘿蔔、冬瓜、扁豆、海蜇皮、鯽魚、黃豆芽、綠豆芽、淡豆豉、柑橘、菊花

夏季養生法

夏季指農曆4月至6月，即從立夏到立秋，包括立夏、小滿、芒種、夏至、小暑、大暑等六個節氣。《黃帝內經》云：「夏三月，此謂蕃秀，天地氣交，萬物華實。」在一年四季中，夏季是陽氣最旺盛的季節，人體陽氣外發，氣血運行旺盛，所以皮膚容易出汗降溫來適應暑熱的氣候。

中醫認為，「暑為陽邪」，其特性升散，容易耗氣傷津。「汗為心之液」，流汗過多會導致身體內的體液減少，唇乾口燥、大便乾結、尿黃、頭暈眼花，倦怠懶言、忽然昏倒等中暑狀況，並且損傷到心氣，造成心氣不足或心氣耗散的狀況，所以夏天特別容易有心悸胸悶等症狀。

汪綺石在《理虛元鑒》一書中提到了夏季養生的基本原則：「夏天要預防暑邪，在長夏要預防濕邪」，並且要注意保護人體陽氣，所以過度的貪涼飲冷也會影響到體內的陽氣，即《黃帝內經》所說的「春夏養陽」，也就是說，**即使是在炎熱的夏天，仍然要注意保護體內的陽氣。**

現代人因夏季天氣炎熱，所以經常長時間待在冷氣房，造成俗稱的「冷氣病」。所謂的「冷氣病」，簡單來說就是人們長期處在冷氣環境下工作和生活時所造成的一種疾病。輕者全身關節疼痛，尤其是下肢易痠痛、倦怠乏力、頭痛、容易感冒和皮膚搔癢、眼睛乾澀、咽乾口燥、胸悶心悸等症狀，所以患有冠心病、高血壓、動脈硬化等慢性病人，不宜長期待在冷氣環境，反而容易傷到人體的陽氣，造成以上這些疾病產生或是加重。

中醫認為，「濕為陰邪」容易傷害到人體的陽氣。除了長夏濕邪的影響，現代年輕人夏天尤其喜歡吃冰飲涼，造成脾氣不能正常運化而氣機不順暢，腸胃系統運化功能失調後造成腸胃脹氣、食欲不振、大便稀溏、四肢不溫、下肢水腫等許多症狀。如同《黃帝內經》所言：「傷於濕者下先受之。」也就是濕邪傷人往往從人體下部開始，所以常見女性有月經失調、帶下問題、不孕等婦女疾病。

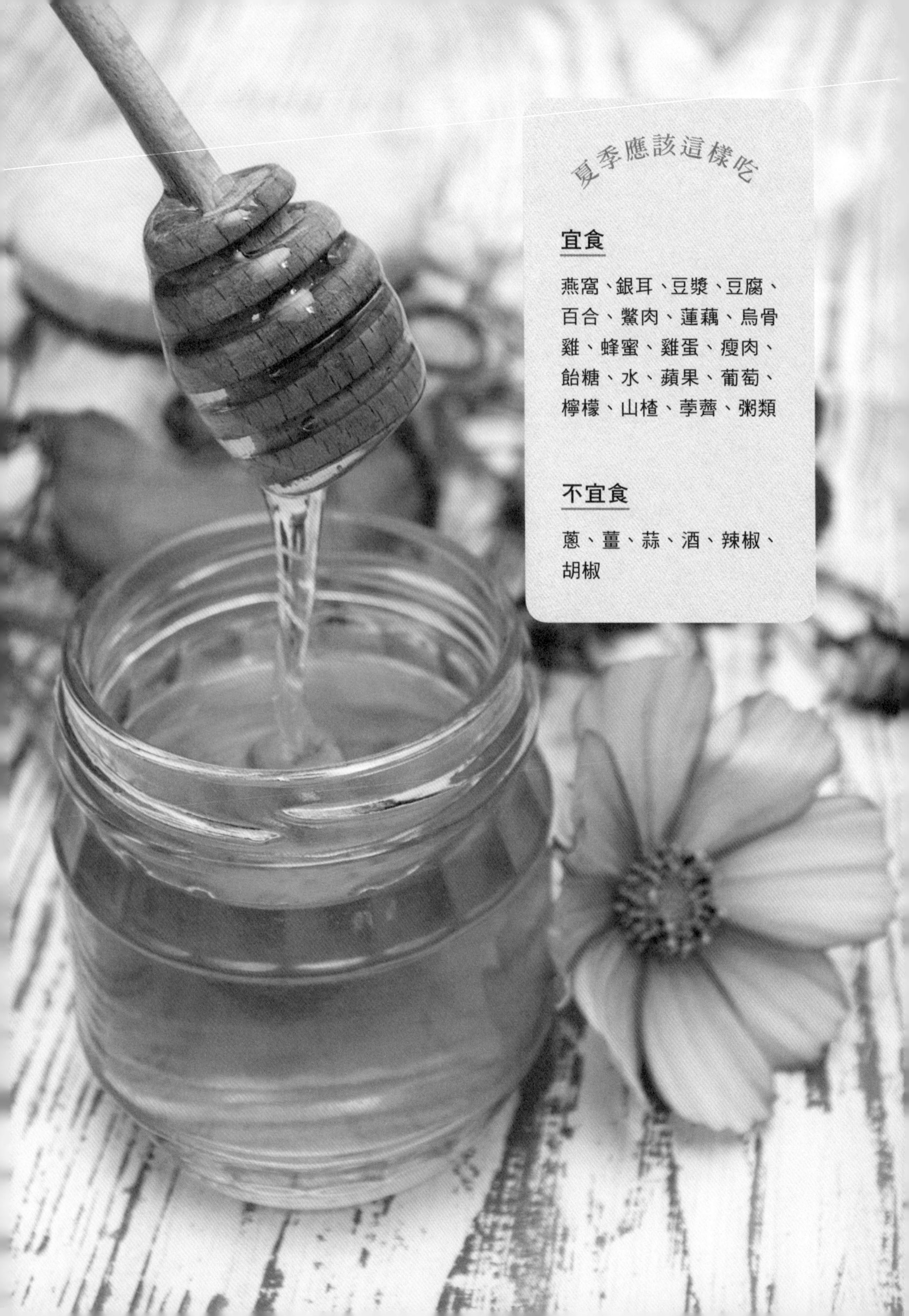

夏季應該這樣吃

宜食

燕窩、銀耳、豆漿、豆腐、百合、鱉肉、蓮藕、烏骨雞、蜂蜜、雞蛋、瘦肉、飴糖、水、蘋果、葡萄、檸檬、山楂、荸薺、粥類

不宜食

蔥、薑、蒜、酒、辣椒、胡椒

秋季養生法

秋季是從農曆7至9月的立秋到立冬，包括立秋、處暑、白露、秋分、寒露、霜降等六個節氣，並以秋分為季節氣候轉變的分界。

秋天由於陽氣漸收、陰氣逐漸發展，天氣由熱轉寒，為「陽消陰長」的過渡階段，所以古人講到「春生、夏長、秋收、冬藏」，**秋天養生以收養陰氣作為首要**。正如《黃帝內經》所說「秋冬養陰」，就是指在秋冬要養護好陰氣。中醫醫學認為，燥為秋季的主氣，稱為「秋燥」，因此**秋季保養體內陰氣的關鍵就是防燥護陰**。

中醫認為，秋天氣候乾燥，秋天的外邪以燥邪為主，稱為「秋燥」。由於肺主呼吸、肺合皮毛，所以燥邪最容易傷害到人體的呼吸系統及皮膚系統，身體會出現口乾、唇乾、鼻乾、咽喉乾澀、少津、大便乾結、皮膚乾裂等。如果影響到呼吸系統，還會出現乾咳少痰，痰粘稠不易咳出，痰中帶血等症狀。

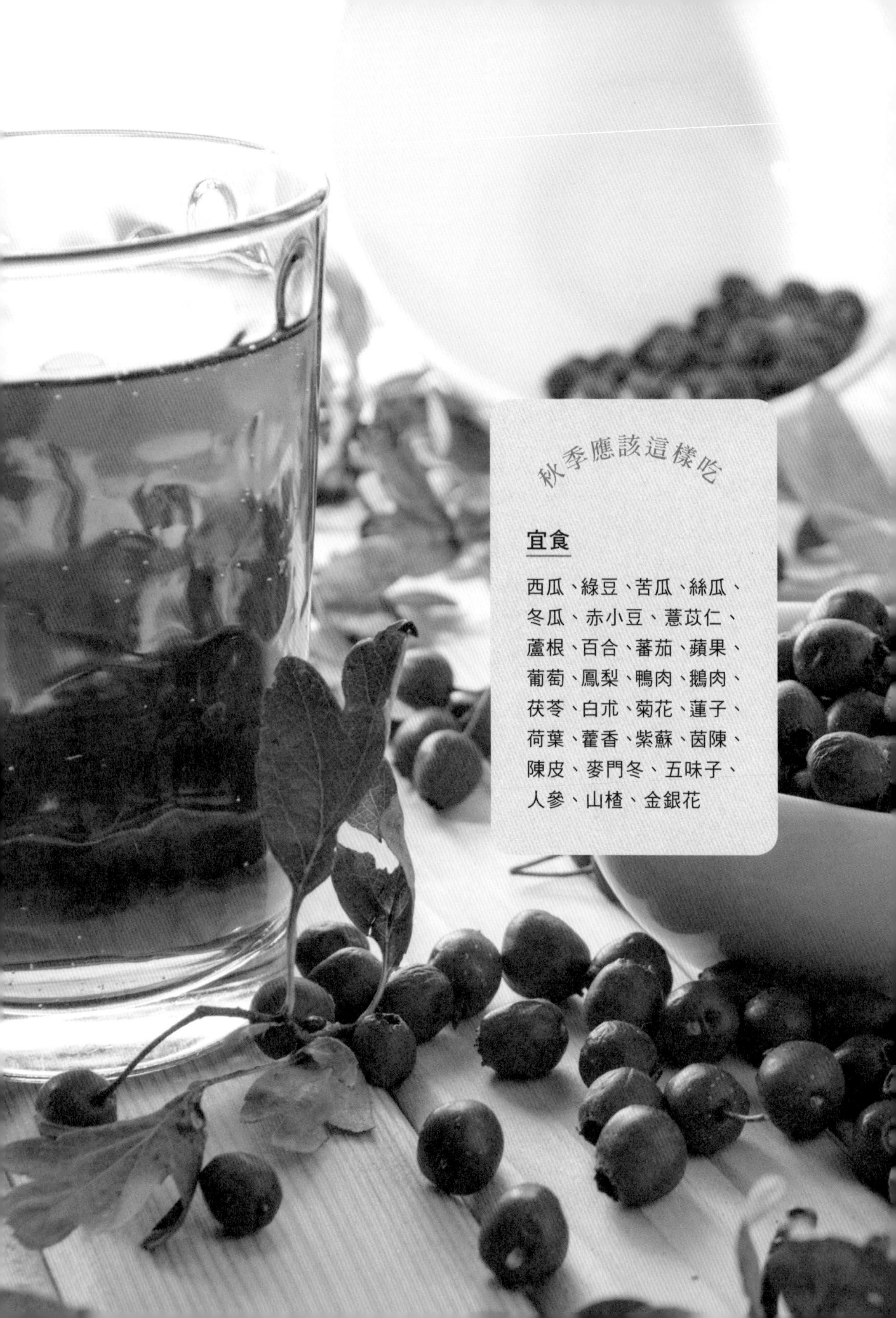

秋季應該這樣吃

宜食

西瓜、綠豆、苦瓜、絲瓜、冬瓜、赤小豆、薏苡仁、蘆根、百合、蕃茄、蘋果、葡萄、鳳梨、鴨肉、鵝肉、茯苓、白朮、菊花、蓮子、荷葉、藿香、紫蘇、茵陳、陳皮、麥門冬、五味子、人參、山楂、金銀花

冬季養生法

冬季是農曆的10至12月間，從立冬到立春，包括立冬、小雪、大雪、冬至、小寒、大寒等六個節氣。

冬季人體的陽氣收藏，皮膚層不易出汗，身體水濕經由腎與膀胱的氣化功能，轉變為尿液排出體外，但無形中也加重了腎臟的負擔，易導致腎炎、膀胱炎、水腫等疾病，所以**冬季不僅要防寒禦寒，還要注意腎的養護**。當然腎的養護不僅僅單指泌尿系統，也包含生殖系統、內分泌系統在內，在自然界萬物閉藏的冬季，人體的陽氣也要潛藏於內，所以**「防寒養腎」是冬季養生的最重要原則**。

中醫認為，「寒為陰邪」，常傷人陽氣。「陽氣」就好像天上的太陽一樣，給大自然光明和溫暖，如果失去了它，萬物便不得生存。人體若沒有陽氣，體內就失去了正常新陳代謝的功能，不能供給身體足夠的能量和熱量。一些老年人或婦女，在冬季常常會容易感覺四肢冰冷、畏寒怕冷，而冬天出現關節痠痛、夜尿等情況，這些都是「陽氣虛」的表現。

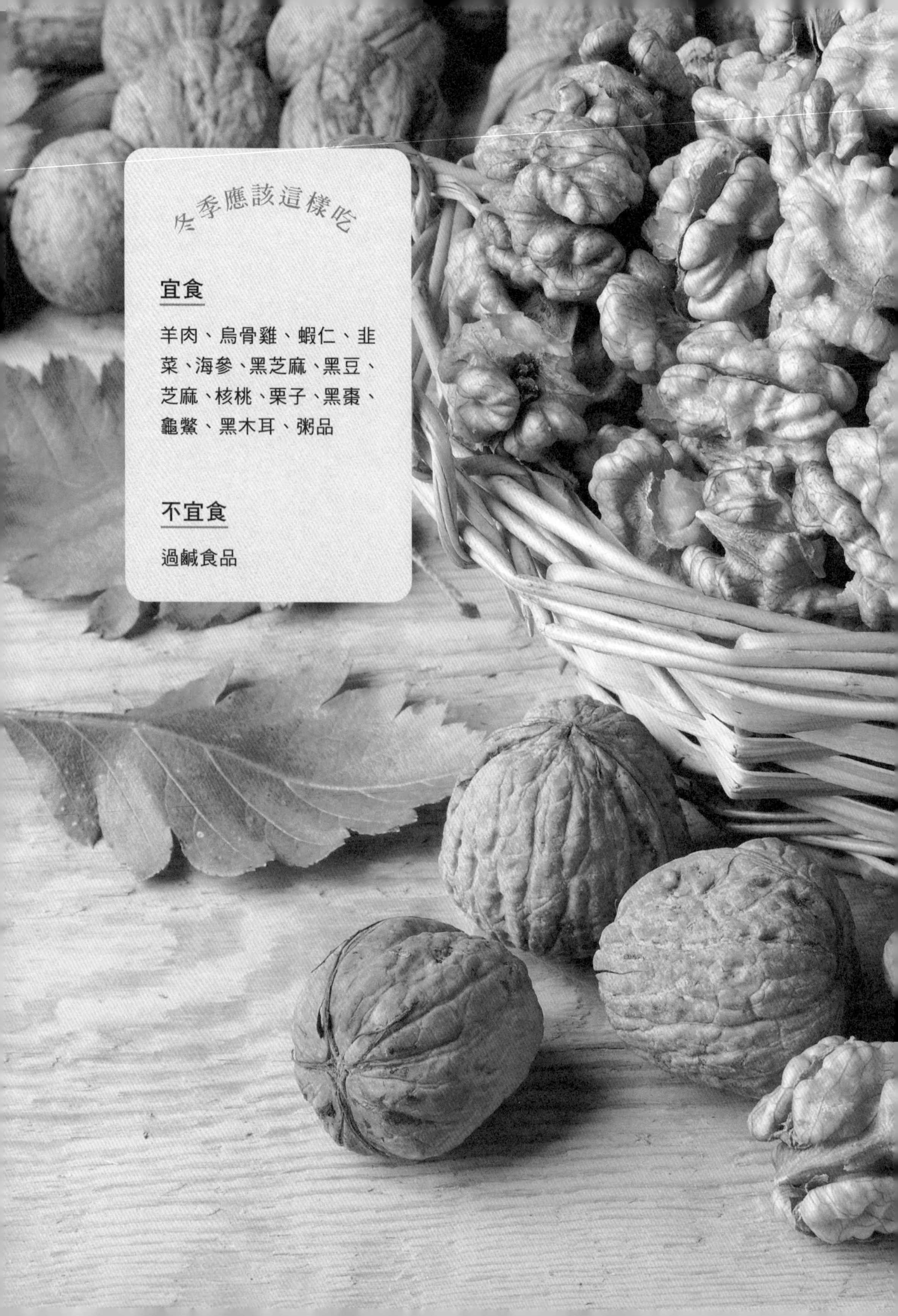

冬季應該這樣吃

宜食

羊肉、烏骨雞、蝦仁、韭菜、海參、黑芝麻、黑豆、芝麻、核桃、栗子、黑棗、龜鱉、黑木耳、粥品

不宜食

過鹹食品

吃對食物、睡對時間：十二時辰養生

《黃帝內經》注重陰陽之間的平衡，也是老祖先幾千年的經驗總結，養生的基本原則。人體陰陽平衡則無病，所以我們的生活起居飲食都必須符合大自然中的陰陽變化。以四季來說：「春夏為陽，秋冬為陰」，以一天而言：「日為陽，夜為陰」，日出而作日落而息，早晨日出了就該起床活動，晚上睡覺時間到了就該休息，這是古人對於養生基本的概念，人體若要健康，就要取得平衡、順應四時及陰陽的變化。

現代人習慣熬夜晚睡，三餐飲食不節制，造成身體代謝出現異常，在臨床上也造就了很多的不孕患者。因此，**想要有健康的身體，就必須從養成良好的生活作息與習慣開始，讓身體處於陰陽平衡的狀況**，身體自然健康。在各個時辰做對的事，中醫稱之為「起居有常」。

古人將一天24小時劃分為12時辰，每2小時為一單位，對應十二經絡，而這十二經絡也與臟腑互相對應。

{ 十二時辰臟腑對照表 }

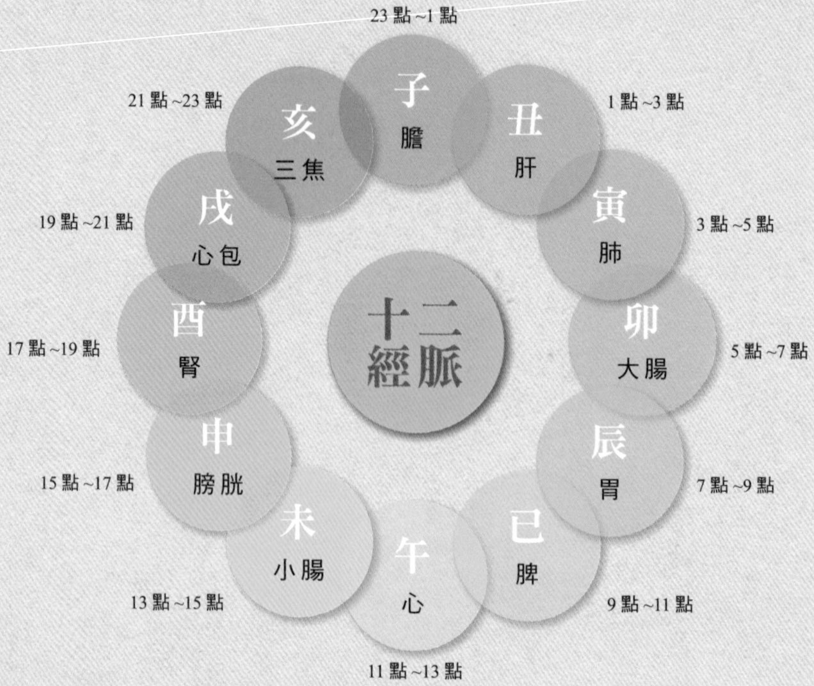
十二經脈
23 點 ~1 點
子
膽
1 點 ~3 點
丑
肝
3 點 ~5 點
寅
肺
5 點 ~7 點
卯
大腸
7 點 ~9 點
辰
胃
9 點 ~11 點
巳
脾
11 點 ~13 點
午
心
13 點 ~15 點
未
小腸
15 點 ~17 點
申
膀胱
17 點 ~19 點
酉
腎
19 點 ~21 點
戌
心包
21 點 ~23 點
亥
三焦

{ 十二時辰經絡對照表 }

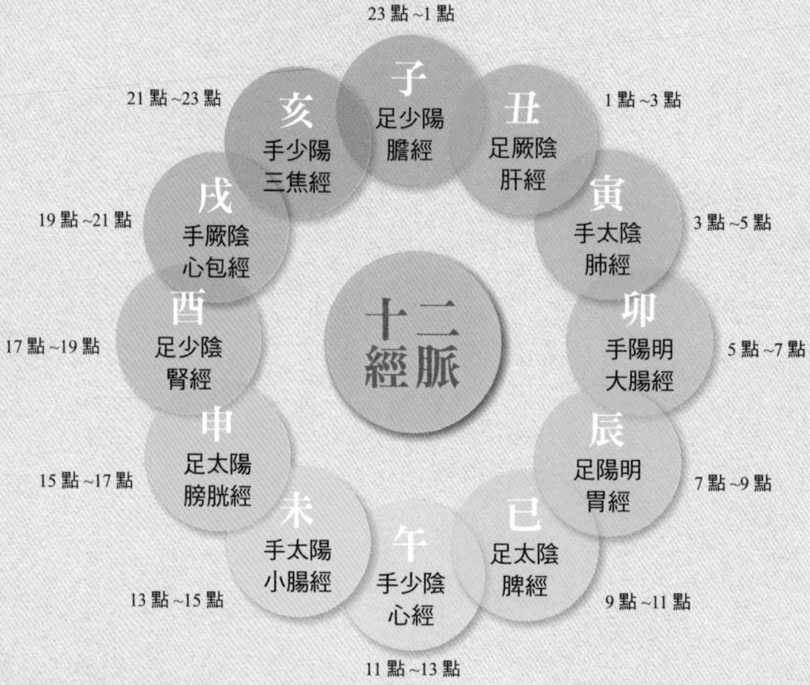
十二經脈
23 點 ~1 點
子
足少陽
膽經
1 點 ~3 點
丑
足厥陰
肝經
3 點 ~5 點
寅
手太陰
肺經
5 點 ~7 點
卯
手陽明
大腸經
7 點 ~9 點
辰
足陽明
胃經
9 點 ~11 點
巳
足太陰
脾經
11 點 ~13 點
午
手少陰
心經
13 點 ~15 點
未
手太陽
小腸經
15 點 ~17 點
申
足太陽
膀胱經
17 點 ~19 點
酉
足少陰
腎經
19 點 ~21 點
戌
手厥陰
心包經
21 點 ~23 點
亥
手少陽
三焦經

子時（23點至1點）

在這個時辰身體的氣血會流注到足少陽膽經，為膽經當令。這個時辰是**膽經排毒的最佳時刻，此時應該有充足的睡眠**，膽經才能完成應有的代謝功能。

建議大家應在子時這個時段前入睡，第二天早晨醒來頭腦才能清晰，記憶力佳、氣色紅潤。《黃帝內經》講到「凡十一臟皆取決於膽」，也就是說其他臟腑功能必須取決於膽的少陽之氣，很多養生書籍教導的拍打膽經穴道方法也是這個原理。

丑時（1點至3點）

凌晨1點到3點，身體的氣血會流注到足厥陰肝經，稱為肝經當令。這個時辰是**肝經排毒最佳時刻，所以丑時（1～3點）保持熟睡是養肝最好的方式**，但前提必須是睡著的狀態。中醫認為「肝藏血，人臥則血歸於肝」，因此，丑時是養肝血的最佳時刻，應好好休息才能讓身體恢復充足的能量。

從中醫角度來看，**不孕與肝脾腎經絡息息相關，尤其肝經與女性關係最為密切**，所以有女子「以肝為先天」的說法。肝的疏泄功能正常，氣機運行順暢，月經就會準時，卵巢子宮等內分泌系統就會規律。很多女性朋友晚上熬夜，造成肝氣運行氣機不暢，導致經前乳房脹痛或小腹悶痛，因此，穩定的睡眠對養肝是非常必要的。

寅時（3點至5點）

凌晨3點到5點，身體的氣血會流注到手太陰肺經，稱為肺經當令。這個時候陰陽開始轉換，由陰轉陽，而「肺主一身之氣」、「肺朝百脈」，**呼吸系統在此時會得到好的修復**，但如果肺經有病的人，會經常在此時醒來，這就是肺氣不足的表現。中醫認為「形寒飲冷傷肺」，因此**平時就該少吃冰涼食物，對肺經才有幫助**。

就中醫五行來說，「補土生金，金能生水」（肺屬金，腎屬水），由此可知，腎經的功能與生殖系統密切相關，所以呼吸系統的強弱透過臟腑的影響，也會間接影響生殖系統。

卯時（5點至7點）

此時氣血流注於手陽明大腸經，**是大腸排毒最佳的時刻，建議養成每日此時排便的習慣**。起床後宜先喝一杯500-700cc溫開水，把積存在大腸的廢物毒素排出體外，整天身體自然輕鬆自在。

辰時（早晨7至9點）

此時氣血流注於胃經，此時胃經當令。**一定要養成按時吃早餐的習慣，而且吃溫熱性食物來養胃**。胃就如同人體的發電機，是一天能量的來源，好好享用一頓早餐，才能有充沛的體力應付一天能量所需。**而早餐的選擇應以五穀雜糧為主，不宜食生冷食物或精力湯等寒性飲品**。

對女性朋友來說，不吃早餐會導致胃經氣血不足，造成早衰現象。《黃帝內經》有講到：「女子五七，陽明脈衰，面始焦，髮始墮。」所以女生要在35歲前養好脾胃功能，身體機能才不會提早老化、膠原蛋白流失、臉部皺紋橫生。而如果腸胃受寒，吃進體內的養分就會吸收不良，連帶影響到卵巢子宮功能低下，受孕機會大減，所以**寒涼性食物絕對是想懷孕的婦女大忌，不可輕忽**。

巳時（早晨9至11點）

此時氣血流注於脾經，古代醫家認為：「內傷脾胃，百病由生。」脾胃不分家，養好脾的同時也要養好胃。早餐是一天當中最重要的一餐，**早晨7～11點脾胃經才剛開始啟動運行，所以不但要吃得好，時間也要吃得對**，這段時間不適合食用太重口味及燥熱辛辣刺激的食物，以免「傷胃敗脾」，影響到消化系統功能。

建議早餐後、上班前如果有空檔時間，可配合一些簡單的適度運動，不要長時間坐著，對腸胃功能也會比較不好。

午時（中午11至13點）

中午11～13點身體的氣血會流注到心經，是心經當令的時間，**此時不宜做劇烈運動**。時間允許的話，用餐過後最好稍作休息10～20分鐘，**靜臥閉目養神或小睡片刻對心氣會有幫助，是養心氣的最佳時刻**，幫助精氣神恢復。經常熬夜晚睡的女性朋友，更是要好好把握午休時間好好補一下心氣。

未時（中午13至15點）

此時身體的氣血會流注到小腸經，**是小腸消化吸收最旺盛的時段**，所以午餐最好在下午1點之前吃完，而且**要吃得營養，避免暴飲暴食**，才能在小腸經值班的時間達到最好的吸收狀態。

申時（下午15至17點）

這個時段身體的氣血流注到膀胱經，為膀胱經當令。膀胱經是身體最長的一條經脈，一端連到腦部，所以此時**也是一天當中工作最有效率的時刻**。不過現代人常因工作忙碌而忽略了喝水，並且習慣性憋尿，女性朋友常可見尿道發炎、血尿等症狀發生。所以，平時就應該注意多喝水之外，**這個時段更應加強飲水排尿，增加排毒的功能**，才不至於造成膀胱方面的病變。

酉時（17至19點）

此時身體的氣血流注到腎經，所以**午後工作不宜過勞，才不會造成精氣神過度耗損**。尤其中醫的腎經是人體協調陰陽能量的經脈，和我們身體的內分泌生殖系統息息相關，同時也是維持體內水液平衡的主要經絡，所以酉時忙完一天的工作後，最好稍事休息，不宜過勞造成腎精及腎氣虛耗，影響到生殖生育方面的問題。

戌時（19至21點）

晚上7～9點身體的氣血會流注到心包經，此時**應保持心情舒暢，創造寧靜入睡的氛圍**。可聽些輕音樂，也不宜做劇烈運動，晚上不要吃過飽或吃宵夜，這些都會造成失眠，影響睡眠品質。

亥時（21至23點）

此時氣血流注到三焦經，三焦為元氣、水穀、水液運行之處，中醫認為三焦經能通百脈，所以在亥時如果能**有充足及良好的睡眠，身體百脈就可得到最好的休養**。而亥時是十二時中最後一個時辰，又稱為「人定」，意思就是指夜已深，應當是好好睡覺的時刻，所以在這個時間應該要就寢，讓身體得到足夠的休養。

Chapter

03

「好孕」關鍵之鑰：②從月經週期、基礎體溫了解身體狀況，提升受孕機率

- 受孕前，先了解你的生殖系統
- 什麼是月經週期？
- 什麼是基礎體溫？
- 什麼是子宮頸液體？
- 中醫月經週期的調理

受孕前，先了解你的生殖系統

孕育新生命是女性的天賦，只是並非每個人的受孕過程都能自然順利。在瞭解受孕條件之前，我們應該要先來認識男女生殖系統各個重要構造，與器官所扮演的角色。

女性生殖系統與構造

卵巢

卵巢位於腹腔內，緊靠著輸卵管。卵巢是生殖腺，左右各一，可以產生卵子以及分泌**雌激素**，同時也分泌少量雄性激素。卵巢內部含有大量未成熟濾泡，卵子會在濾泡中發育，成熟後會依照月經週期釋放，稱之為排卵。排卵後，濾泡會轉化為**黃體**。

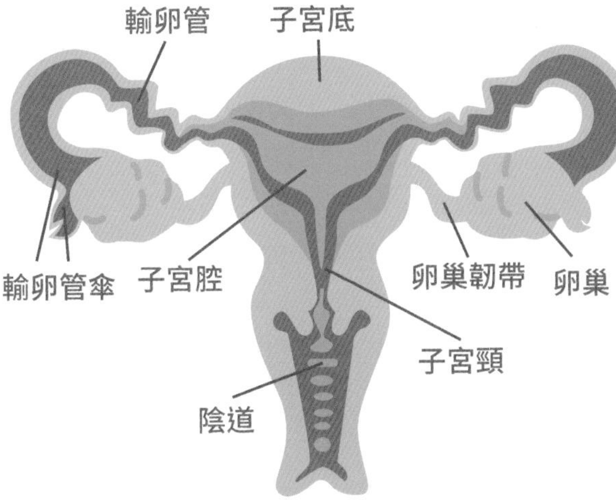

黃體

濾泡破裂排卵後，會轉變為黃體。黃體會分泌雌激素和孕酮（黃體素），影響月經週期以及懷孕、胚胎形成。沒懷孕的女性，孕酮（黃體素）只在每次月經週期的後半段由黃體大量分泌。懷孕時，黃體會繼續增長，持續分泌孕酮（黃體素）至妊娠的2～3月，第三個月開始由胎盤大量分泌孕酮（黃體素）。

輸卵管

輸卵管位於骨盆腔內，左右各一，連接至子宮的上方，前端膨大呈喇叭狀的開口。卵子自卵巢排出後，經腹腔進入輸卵管前端喇叭狀開口，再至輸卵管內。藉著子宮和輸卵管肌肉的收縮，精子和卵子最終在輸卵管上端相遇，完成受精。受精卵依賴輸卵管的纖毛運動與平滑肌收縮，慢慢往子宮方向移動。

子宮

子宮由外至內可分為三層：子宮外膜、子宮肌層、子宮內膜。子宮外膜是腹膜的一部分；子宮大部分是肌肉組成，稱為子宮肌層，這些肌肉屬於平滑肌。子宮最裡面的一層，稱為子宮內膜，是粘膜組織，會定期增生或剝落，在生育年齡時，大約以一個月為週期剝落，形成月經。子宮內膜富含血管和腺體，增厚的子宮內膜為胚胎著床及發育的場所，而大部分的女性子宮都是向前傾斜的。

子宮頸

子宮下方末端的肌肉環稱為子宮頸，子宮頸下連陰道。表面有子宮頸腺窩，能週期性產生子宮頸液體。子宮頸液體隨著排卵和月經週期，其分泌量和性質也會跟著產生變化。排卵期的子宮頸黏液如同蛋清般滑潤，透明而有延展性，會幫助精子生存，進而游向子宮。

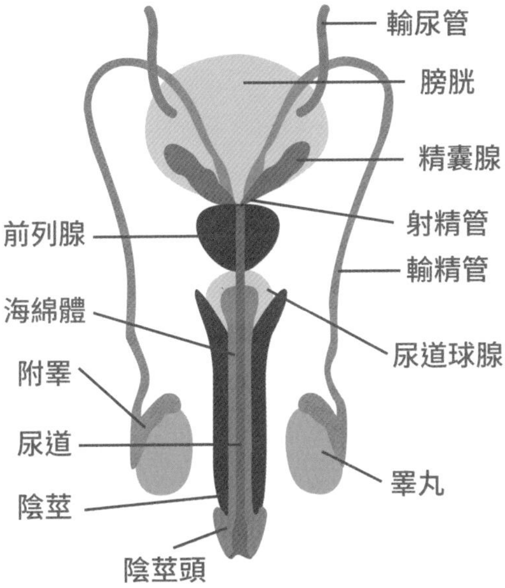

男性生殖系統與構造

陰莖

位於陰囊前端，是男性用來排出尿液和精液的器官。受到性刺激時會勃起脹大，以利進行性行為。

陰囊

具有兩個小室的囊袋，各藏有一個睪丸、副睪及精索的下部分。主要作用是保護睪丸，對溫度變化會產生擴張或緊縮的反應。

睪丸

位於陰囊內，左右各一，可製造精子，並分泌男性荷爾蒙—睪固酮（testosterone），促進或維持男性性徵。

副睪

位於睪丸頂部及邊緣，為射精前儲存精子的地方，精子最後成熟的階段也在此完成。

尿道

是排尿與射出精液的管道，往上可一路通至膀胱。

輸精管

左右各一，主要作用是輸送精子。男性避孕即是進行雙側輸精管結紮。

儲精囊

位於膀胱基部，左右各一個，提供精子養分，並儲存精液的分泌物，但並不儲存精子。

前列腺

又名攝護腺，位於膀胱之下。前列腺會分泌稀薄的鹼性液體，提供精子養分，並成為精液的一部分。

什麼是月經週期？

月經週期又稱為經期或生理期。月經週期跟女性的「雌激素」和「黃體素」息息相關，這兩種賀爾蒙對女性非常重要，女生的身體、心理和肌膚狀況，都是由它們決定。

女性剛出生時，卵巢是處於沉睡的狀態，青春期開始受到下視丘分泌的賀爾蒙影響而甦醒，漸漸開始形成循環性的月經週期。每個人的月經週期天數不盡相同，但大約都在25～35天左右。

在28天的月經週期中，可以將賀爾蒙的變化、卵巢中濾泡的生長關係，以及子宮中的內膜變化分為四個時期：①月經期②卵巢濾泡期（子宮內膜增生期）③排卵期④卵巢黃體期（子宮內膜分泌期），清楚了解這四個時期時間，就能更掌握排卵時間，提升受孕機會。

{月經期} 1~7天 行經期

1. 從陰道出血的第一天開始，就是整個月經週期的第一天。
2. 出血天數在 3-7 天之間，總出血量為 30-100cc.，量太多或太少都要進一步觀察和檢查身體狀況。一般情況下，規律的月經出血並不會造成身體的貧血。

{卵巢濾泡期} 子宮內膜增生期 7~14天 經後期

1. 排卵前的這個階段稱為濾泡期。此時卵巢中的一些濾泡漸漸發育，並分泌足量的雌激素，刺激子宮內膜增生。
2. 但其中只會有一個濾泡持續發育，最後成熟而排卵，其他沒成熟的濾泡則漸漸自動萎縮。

{排卵} 第14天 經間期

1. 其實排卵是一個動作，其時間只是某一點，而非一個時期。
2. 排卵前的 24 小時，腦下腺的促黃體生成激素（LH）會升至最高，因此，假使測到血液中的 LH 濃度升到很高，那麼 24 小時後就即將排卵。某些排卵試紙就是利用這個原理來幫助女性瞭解排卵的時間點。

{卵巢黃體期} 子宮內膜分泌期 15~28天 經前期

1. 排卵之後到下次月經來潮的這段時期稱為黃體期。
2. 排卵之後，破碎的濾泡會發育成黃體，並製造大量的黃體素，使得子宮內膜持續增厚，以利受精卵的著床。若沒有受精卵到來，黃體約在 8 天後退化死亡。當黃體停止分泌黃體素和其他助孕的荷爾蒙，肥厚的子宮內膜就會在此時剝落，形成陰道出血的月經血。

卵巢週期性變化

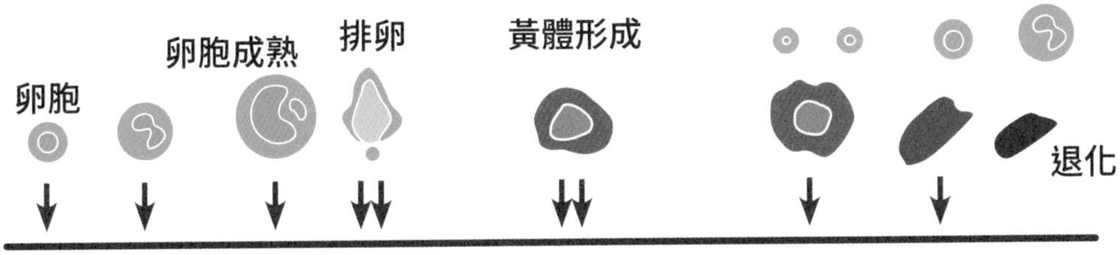

子宮內膜週期變化

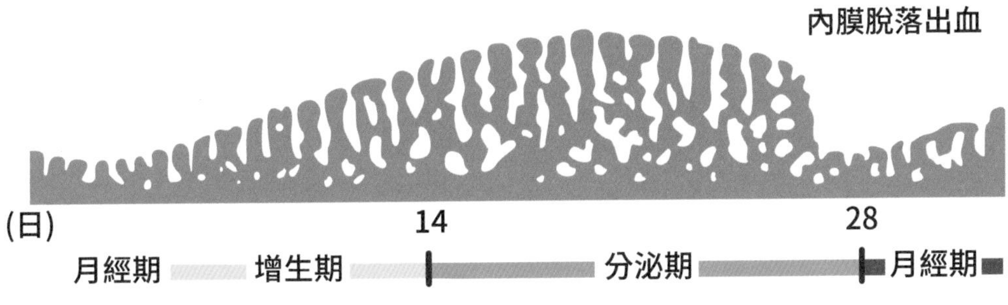

什麼是基礎體溫？

基礎體溫（BBT- Basal Body Temperature）指的是人體受到外界影響最小、最基本活動時探量到的體溫，通常最能反映真實的體溫。基礎體溫測定表是縱軸為「體溫」、橫軸為「月經週期」的方格圖，**一般需連續測量三個月經週期以上**，觀看整體變化，可以藉由此表瞭解自己的卵巢功能。

女性在排卵前的體溫大約是攝氏36～36.4度，排卵後會升高到36.5或更高。**排卵完成後，體溫會維持在高溫狀態約12～16天**，直到下次月經來潮。如果成功懷孕的話，整個懷孕過程都會是高溫狀態。

月經期和濾泡期是低溫期，排卵後約一天左右，體溫就會升高，因此，等到體溫升高時，排卵應已經發生。接著是黃體期，也就是高溫期，而高溫的定義是比低溫高0.6度左右。

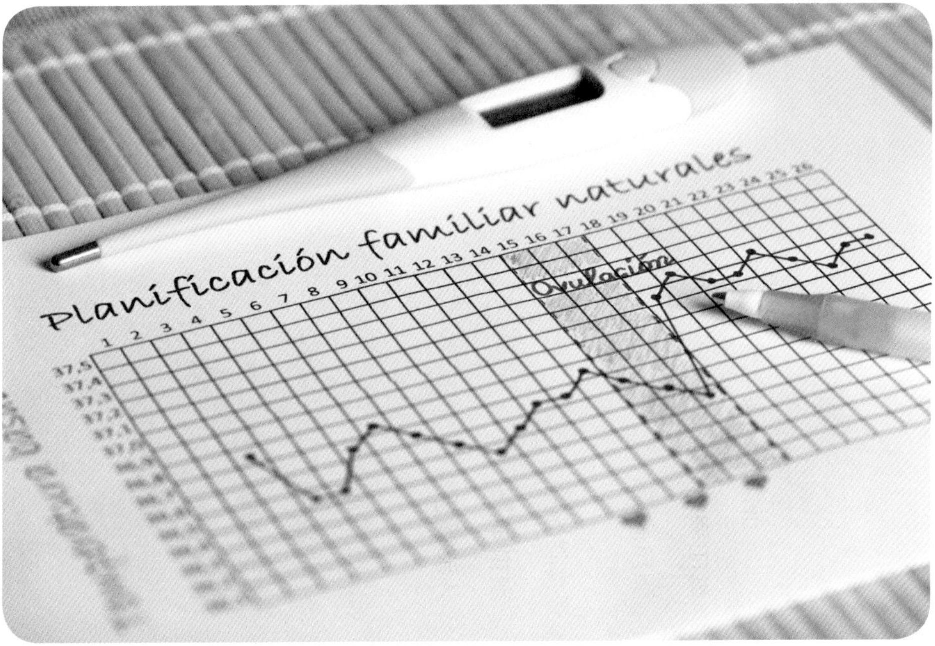

如何測量基礎體溫

基礎體溫計與一般體溫計不同，它可以精確到十分之一度，體溫輕微上升都可偵測得到。

可準備一支基礎體溫計，在睡前放置可隨手拿到之處。**隔日睡醒，尚未起床活動前，放在舌下測量1分鐘**，並記錄在筆記本上。

或者現在手機軟體非常便利，可下載基礎體溫的APP，將筆記本上的體溫記錄在手機上，APP會自動幫你畫出曲線，如此一來，測量基礎體溫就變得輕鬆又更方便清楚瞭解自己的身體狀況。

基礎體溫測量時間

測量基礎體溫建議在每天早上5點至9點，**在睡眠沒有中斷且持續6至8小時的狀態下，所測量到的溫度通常最為標準**。若睡覺時間非固定在晚上，也可以在固定時間測量。同樣須睡滿6小時以上，睡醒後尚未起床做任何活動前，將體溫計放入舌下測量1分鐘，再將體溫記錄在筆記本上。

必須注意的是，**測量基礎體溫要有持續性，**並且每天測量的時間及位置都應該固定。其他因素也可能致使體溫升高，例如生病發燒、睡前喝酒、熬夜睡眠不足、量體溫的時間與平日不同，或是過度保暖等等。若有這些特別的狀況，都必須特別註記在體溫表上，以便日後分辨。

日期																																					
週期		1	2	3	4	5	6	7	8	9	10	11	12	13	14	15	16	17	18	19	20	21	22	23	24	25	26	27	28	29	30	31	32	33	34	35	36
基礎體溫	37.5																																				
	37.4																																				
	37.3																																				
	37.2																																				
	37.1																																				
	37																																				
	36.9																																				
	36.8																																				
	36.7																																				
	36.6																																				
	36.5																																				
	36.4																																				
	36.3																																				
	36.2																																				
	36.1																																				
	36																																				
	35.9																																				
	35.8																																				
	35.7																																				
	35.6																																				
	35.5																																				
備註 月經● 行房★ 排卵◆																																					

基礎體溫，以一般女性週期為 28 天判讀

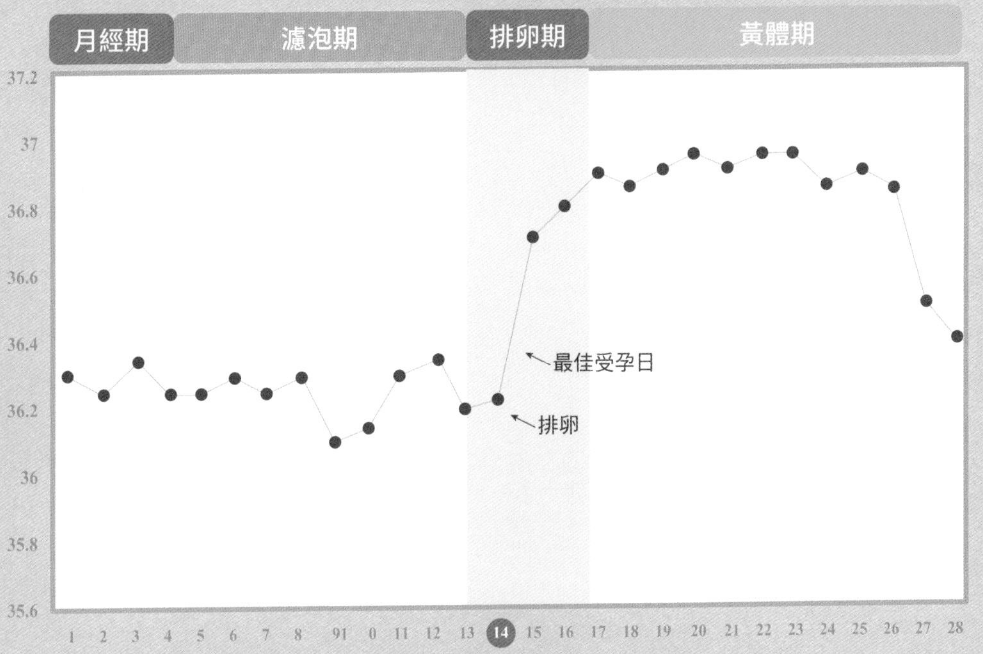

如何看基礎體溫表

①正常的月經週期

以月經週期 28 天來看，從月經開始到排卵日，低溫期會維持 14 天；排卵之後，體溫上升，會持續高溫 14 天，其中第 14 天為排卵日，整體基礎體溫曲線會呈現高低溫相的變化。

然而，並非每個人的週期都是 28 天，必須詳細記載體溫後再觀察自己的週期。大約需要記載三個月經週期左右，就可以慢慢觀察出自己的高低溫期與排卵日。

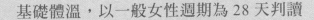

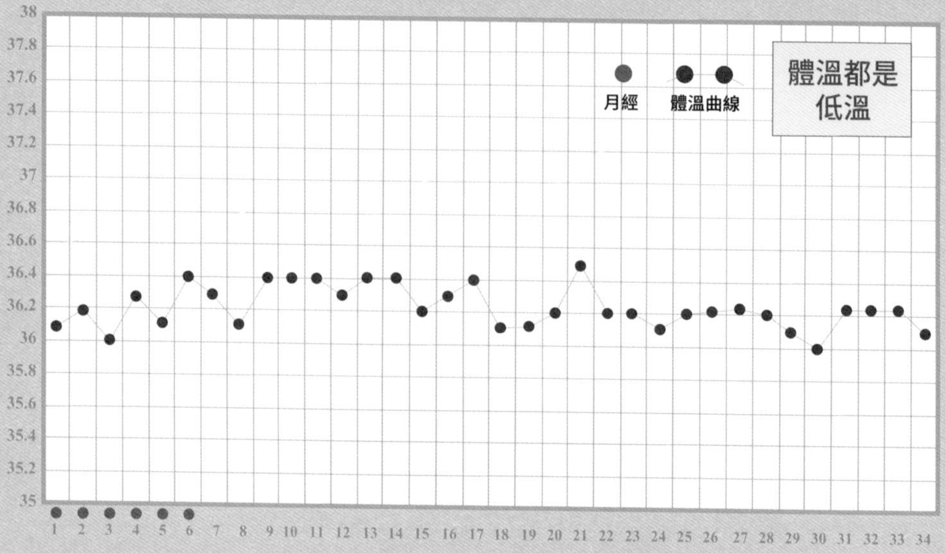

如何看基礎體溫表

②體溫偏低（無排卵）

圖示為沒有排卵，因此沒有形成高低溫雙相，持續都是低溫，沒有看到高溫期變化。

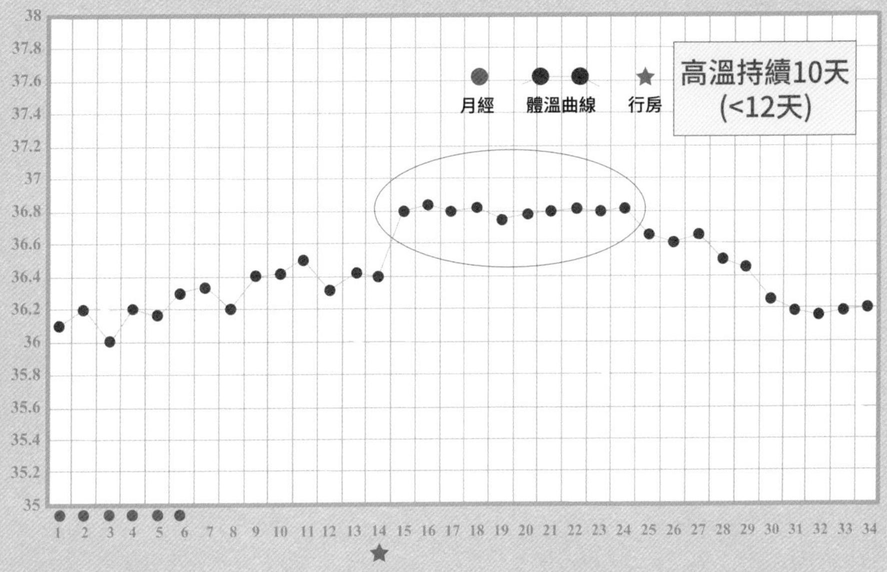

如何看基礎體溫表

③高溫期不足天數（小於 12 天）

高溫期從第 15-24 天，僅僅持續了 10 天，表示黃體功能不足（高溫持續小於 12 天）。**黃體不足會降低胚胎著床率，早期流產機率大增。黃體功能不足也會造成月經週期過短或者月經週期紊亂，需就醫診治。**

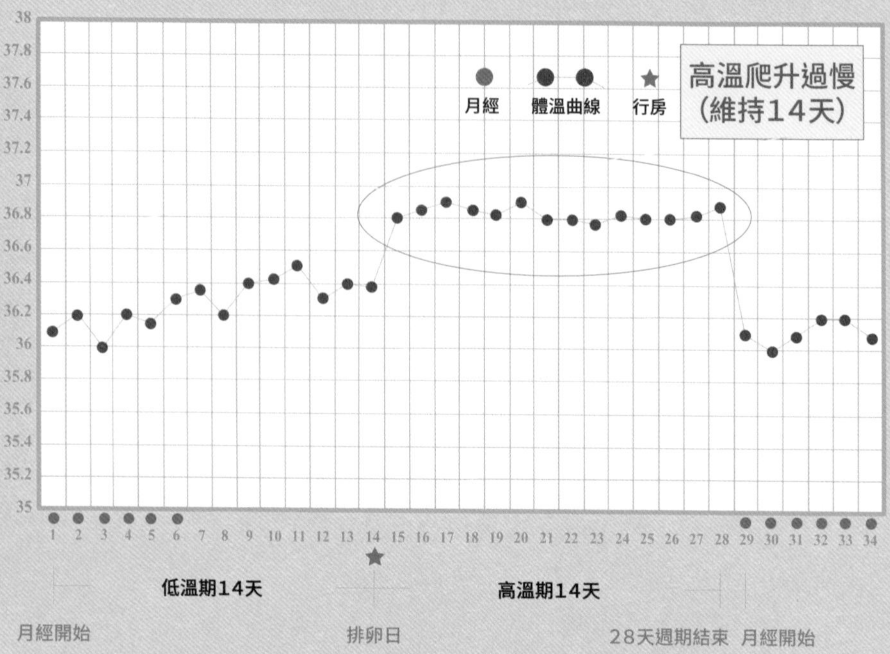

如何看基礎體溫表

④高溫期爬升過慢（高溫期有 14 天）

另一種情況為**黃體素濃度不夠，導致排卵期體溫上升緩慢**的基礎體溫曲線圖，可以觀察到在 14 號排卵之後，16 號開始體溫緩慢上升。這也表示體內分泌的黃體素濃度不夠快，因而導致體溫上升緩慢，受孕機率也會降低。

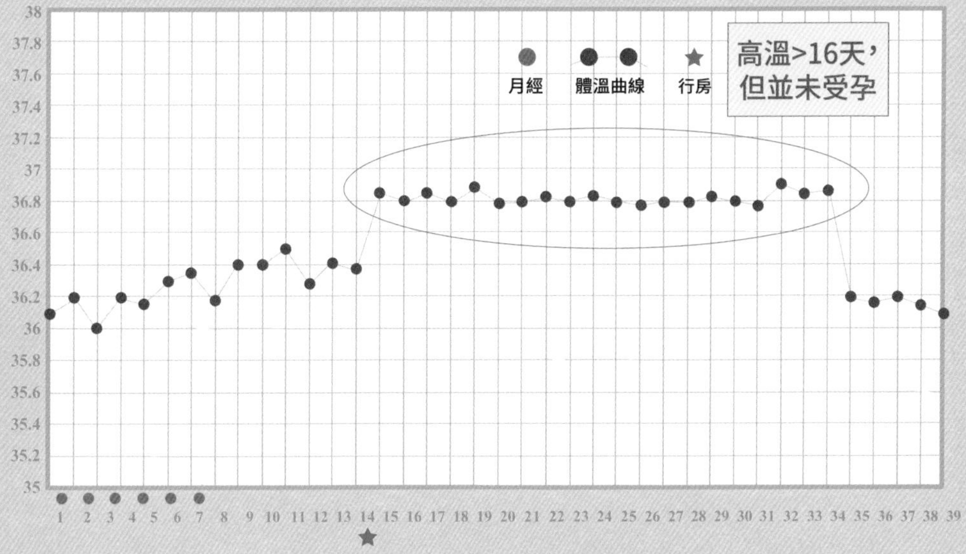

如何看基礎體溫表

⑤高溫期延長，月經延遲

若壓力大、情緒緊張或是熬夜失眠，都可能影響內分泌系統，造成當月月經延遲，高溫期延長。

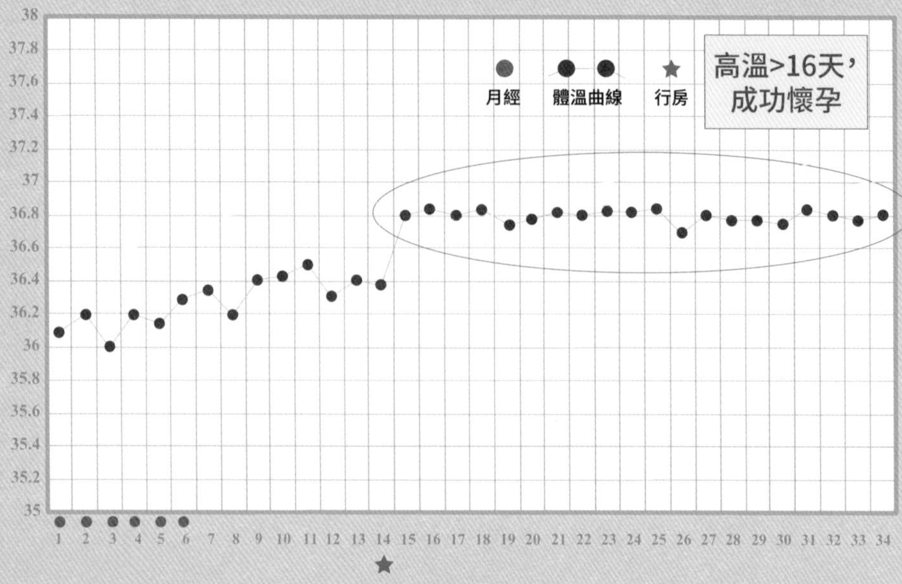

如何看基礎體溫表

⑥高溫期超過 16 天（已成功懷孕）

一般說來，若是沒有特殊狀況，高溫期持續超過 16 天以上，就可以準備驗孕，有很大的機率是成功懷孕了！

什麼是子宮頸液體？

健康的女性，在排卵期前後通常會分泌子宮頸液體。這些液體像蛋白，滑溜而有延展性，這種陰道溼滑的觸感，代表即將排卵。

女性只有在排卵前後幾天才有機會受孕，而子宮頸液體會在排卵前後被製造，這些液體的作用，就是要讓精子獲取養分和藉以游動，簡而言之，子宮頸液體是幫助精子生存生長，能順利游向卵子的介質。

子宮頸液體的功用和精液類似，它提供鹼性介質，保護精子可以順利通過酸性的陰道，也為精子提供養分，使精子能順利穿透，是精子游動的最佳介質。

要特別注意的是，**基礎體溫曲線圖雖不能預知排卵，但如果搭配觀察子宮頸液體，就能更準確抓住排卵日時機，提升受孕機率。**

中醫月經週期的調理

根據中醫經典古籍上記載：「二七天癸至，任脈通，太衝脈盛，月事以時下。」古時認為二七14歲時初潮會來，但現代營養豐富，初潮來的時間已經提前為10～12歲左右。而月經是在腎氣盛、天癸至的前提下產生，在腎氣衰、天癸竭的情況下結束，所以大約在49歲過後就會進入更年期。

然而，現代人壓力大，生活節奏快速，在長期飲食作息不節的情況下，卵巢早衰引發更年期提早到來的病例不在少數，因此，**預防方法應從平日就要多關心自己的月經週期，**不要等到月經已經半年以上沒來，才驚覺狀況有異。**一般大約三個月不見月經來潮就要至醫院檢查。**

{腎氣}

腎氣包含腎陰和腎陽兩方面，是人體生命活動的重要動力，也是**女性生長發育和懷孕產子的前提、動力**。古書云：「女子七歲腎氣盛」，女性從 7 歲開始，內分泌腺就開始活動，逐漸向青春期轉化，仰賴的動力就是基本的先天腎之精氣，以及後天儲藏在腎的精氣互相轉化。到了 10-12 歲左右，開始進入青春期，直到 49 歲過後，年紀越大生育力減弱，即是天癸竭，腎氣衰微，而無法懷孕生子。**整個生長發育及懷孕產子的過程，都取決於腎氣的盛衰。因此，在不孕症的療程當中，補腎陽、補腎陰是很重要的一環**。

{天癸}

天癸指的是一種來源自男女的腎精，受後天營養物質滋養而逐漸充盛。天癸可以**促進人體生長發育、生長機能、維持女性月經和胎孕所必須的物質**。古籍中天癸的描述約與現代醫學的卵巢內分泌激素相吻合，在女性胎孕的過程中扮演重要角色。

{任衝二脈}

《素問・上古天真論》云：「任脈通，太衝脈盛，月事以時下，故有子。」古籍中，若談論到男女疾病，多與任衝二脈有相關。**任衝二脈主要關係到女性的月經、胎產和乳汁分泌**。當任衝二脈虛弱，就可能出現月經週期不調、月經量過多或減少、閉經、白帶，妊娠中的婦女會有胎動不安，甚至是不孕症的發生。

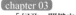

〔行經期〕─月經期（1～7天）

行經期，表示週期已滿，陰道見紅出血，經量由少增多，基礎體溫由高溫向下降。此時宜「祛舊迎新」，**中藥處方調理主要以將經血排除乾淨為主**，通常會依照體質增減活血化瘀的藥物。這時候必須**避免吃到生冷飲食，注意腹部保暖，可以喝生化湯，有助排淨經血與補血作用**。

行經期應該這樣喝

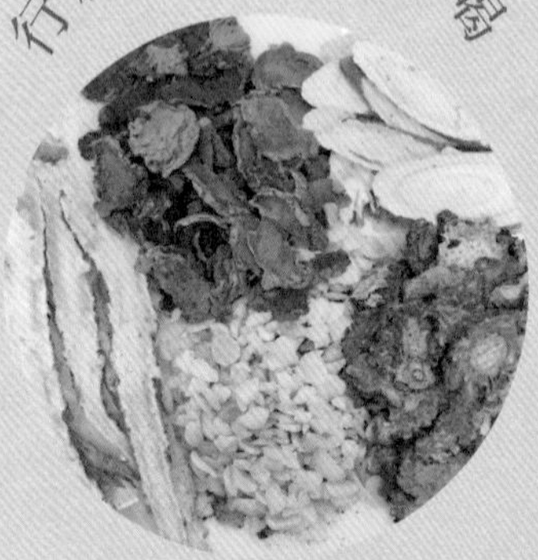

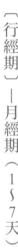

生化湯

藥方：由當歸、川芎、桃仁、炮薑、甘草所組成。

經期服用生化湯，能幫助經血排淨，促進子宮收縮。建議由中醫師依照體質加減用藥服用。

〔經後期〕—卵巢濾泡期（子宮內膜增生期）（7～14天）

經後期，月經出血剛結束，古人云：「**經後以補虛為當。**」所謂的補虛，有「養血」的意思，因此**常有人在月經結束後服用四物湯來補血**。但要注意的是，中藥裡補血養陰的處方不是只有四物湯等，醫師會兼顧其他症狀開立經後補虛的處方，比如歸脾湯加減、補中益氣湯加減、六君子湯加減，都能達到經後補虛的作用。而且看似平和的四物湯若服用不當，也可能有一些副作用產生，所以最好還是經由醫師處方比較恰當。

經後期應該這樣喝

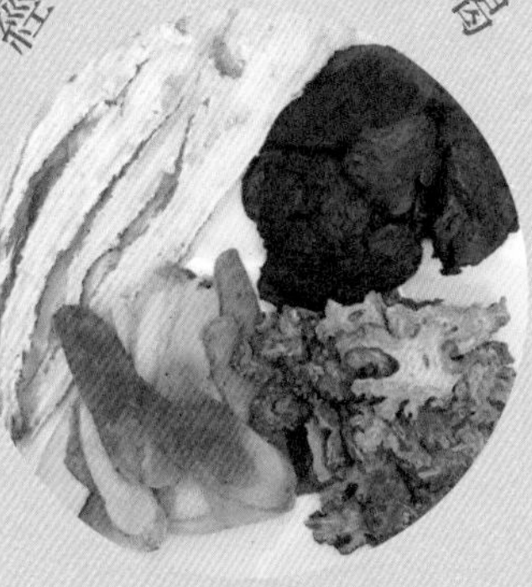

四物湯

藥方：由當歸、熟地、炒白芍、川芎所組成。

四物湯並非人人可飲用，若體質過於虛弱的人服用，容易出現腹脹、腹瀉、頭暈、倦怠等症狀。若體質過於燥熱的人服用，容易出現口乾舌燥、長痘痘、嘴破、全身發熱等症狀。

〔經間期〕——排卵（第14天）

排卵日只有一天，為了促進排卵，中醫觀點建議採取促進氣血活動，達到順利轉化排出卵子的目的。**此時處方應以「補腎、理氣、活血」三者兼顧**。為了這一天順利排卵，整體的月經週期調理就顯得非常重要。

〔經前期〕——卵巢黃體期（子宮內膜分泌期）（15～28天）

經前期的調理，要分成兩種類型：**「不足者以助陽為主」**和**「有餘者以理氣清熱為主」**。此時容易有經前症候群產生，比如經前頭痛、倦怠、乳房脹痛、情緒低落或躁動、臉上長痤瘡等，這些都是要稍微留意的問題。針對此現象，中醫會分症型處理，有餘與不足兩者相反的體質，都能夠達到很好的療效。不足者可服用：補中益氣湯、六味地黃丸等；有餘者可服用：小柴胡湯、柴胡疏肝湯。

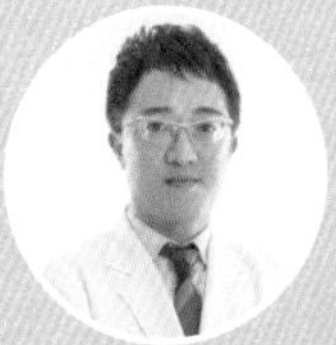

中醫小叮嚀

《食補小常識》：四物湯

四物湯有活血、補血的作用，藥物的劑量十分重要。劑量能決定究竟要補血或是活血，建議經由專業醫師處方，才不會補錯傷身。

坊間一味傳言子宮肌瘤或乳房纖維囊腫等疾病不可服用四物湯，則是不明白中醫藥物劑量使用的巧妙之處，要補要攻，自在心法。雖然是常見的四物湯，還是經過醫師專業辨症後再服用比較安全。

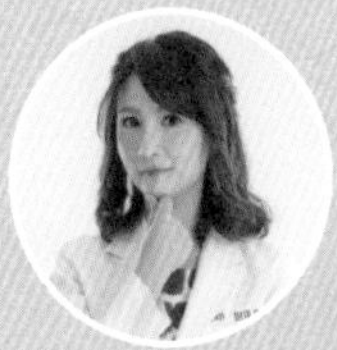

中醫小叮嚀

｛什麼是經前症候群？｝

經前症候群指的是由於月經週期體內荷爾蒙的變化，導致月經來潮前出現關於身體和心理的症狀，包括乳房脹痛、腹脹、腹瀉或便祕，食慾變好或缺乏胃口、疲倦、頭痛、情緒低落或易怒等情形，為期數天到數週，長短及嚴重性因人而異。中醫針對這類內分泌失調的問題，會依據症狀給予疏肝解鬱或補腎益血的處方調理。

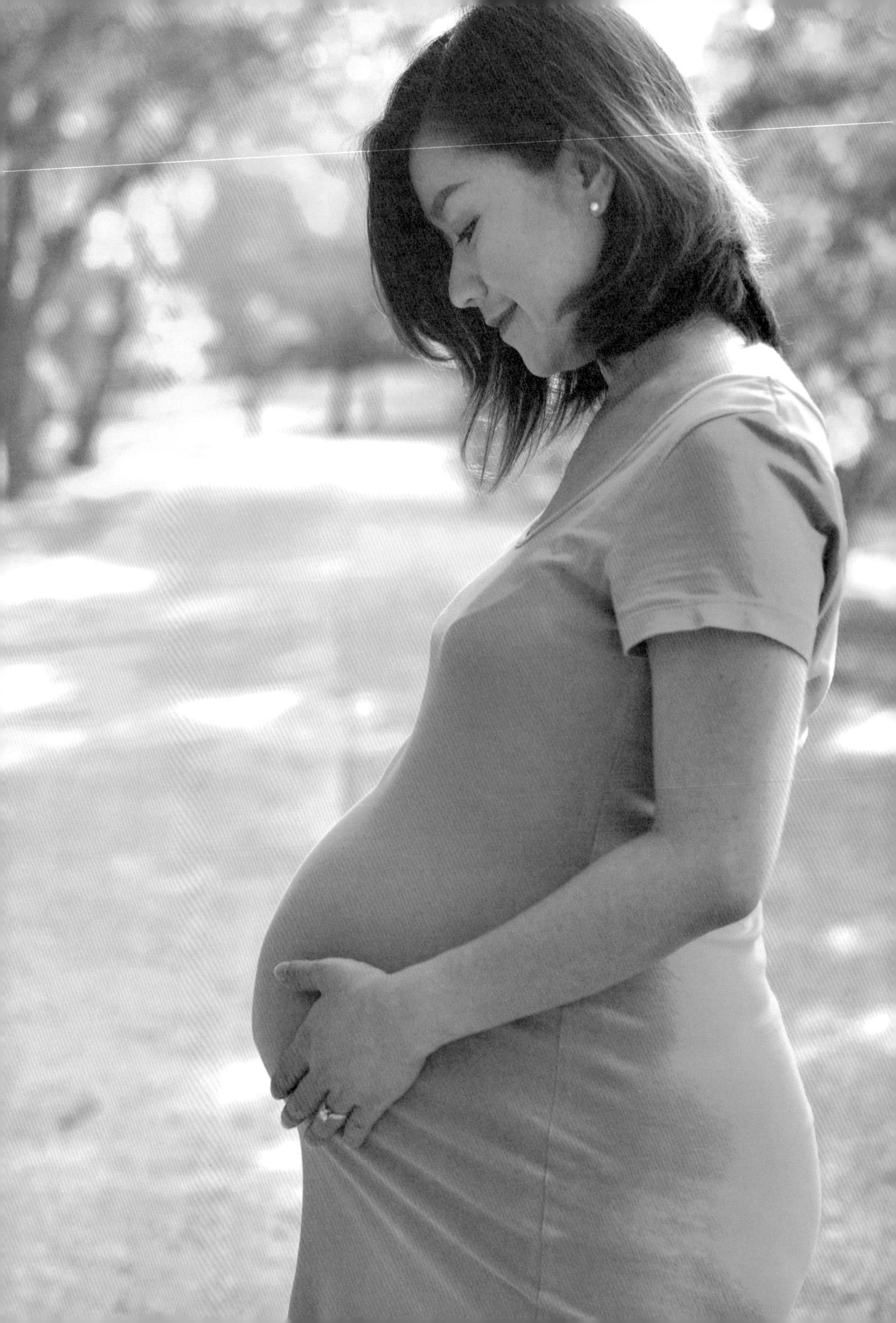

Chapter

04

「好孕」關鍵之鑰：③戒斷寒涼飲食習慣，吃出益孕溫熱體質

- 溫暖體質與賀爾蒙的關係
- 改變生冷飲食習慣，身體溫暖不偏寒
- 了解食物屬性，聰明搭配調理好孕體質
- 月經週期如何吃才好孕？

溫暖體質與賀爾蒙的關係

我們知道手腳冰冷可以找中醫師調理體質改善，也經常聽到中醫很注重溫暖體質的培養，那麼，究竟什麼是溫暖體質呢？從中醫觀點來看，我們**人體是一個以心為主宰、五臟（肝心脾肺腎）為中心的有機整體**，因此各個臟腑之間經常互相影響，也因此**好孕體質的培養必須從「整體」臟腑機能去調整**。

中醫講究「陰陽、表裡、寒熱、虛實」，重視氣血的變化，其中的「陽」，展現的是動力，能夠提升代謝，若陽氣充足，可以讓整個身體變得生機盎然，明亮耀眼；相反的，若陽氣衰微，人體就像一朵即將枯萎的花朵，黯淡無光。**溫暖體質指的便是身體有「足夠的陽氣」，使各項器官的代謝良好且功能正常。**但「陽氣過盛」也會出問題，因此，如何調養為健康的陰陽平衡體質是首要關鍵。

而調整好孕體質的關鍵，則在於助孕的兩大賀爾蒙：「**黃體素**」和「**雌激素**」。

「雌激素」可促進輸卵管、子宮、陰道增厚，刺激卵巢、濾泡的生長，以及最重要的子宮內膜增厚。「黃體素」則是懷孕期間很重要的激素，又稱為「助孕酮」。

黃體素的含量在排卵前較低，在排卵後開始增加，並在黃體期達到高峰。在月經中期，排卵過後，卵巢會形成黃體，分泌黃體素。黃體素濃度增厚會刺激下視丘的體溫調節中樞，造成女性基礎體溫的升高，且使子宮內膜增加利於受精卵著床。如果沒有受孕，在排卵後十四天左右，黃體會自行萎縮，停止分泌黃體素；血液中黃體素濃度驟降，子宮內膜因而剝落出血，形成所謂的月經。黃體素若不足，容易發生早期流產或經前淋漓的情況。

子宮虛寒影響受孕好體質

子宮虛寒容易造成不易受孕的體質。寒氣容易損傷陽氣，使腹腔的氣血循環變差，致使經血凝滯不通，無法順利排出。同時寒氣有收引的特質，容易讓子宮為了能順利排出經血而強烈收縮，產生經痛。若寒涼持續影響生殖機能，會使卵巢機能減弱、賀爾蒙失調，造成月經週期紊亂、無月經、經血量不正常、皮膚粗糙等各種內分泌失調的症狀。若是寒涼清況惡化，卵子將不易成熟、無法順利排卵，就算排卵，受精卵也會因為子宮無法充分準備而難以著床，造成不孕。

{子宮虛寒自我檢測}

健康女性晨起測量的基礎體溫在 36-36.5 度 C 範圍，若低於 35 度 C 以下就表示體溫過低。正常的月經週期在 25~35 天，每個人都有自己的生理週期，規律的週期也是子宮卵巢健康的表現。

想知道自己的子宮狀況嗎？快針對下表選項勾選吧！

- ☐ 最低體溫在 36.5℃左右
- ☐ 經常經痛
- ☐ 月經週期不規則（天數時而長、時而短）
- ☐ 經常手腳冰冷
- ☐ 腹部感覺涼冷
- ☐ 平日經常感到虛弱畏寒
- ☐ 月經經常出現大血塊
- ☐ 容易腹脹腹瀉，平日大便軟不成形

以上勾選的選項越少，恭喜您擁有一個溫暖的子宮！若勾選的選項越多，則要多加注意子宮的保暖，或諮詢專業醫師調整體質。

改變生冷飲食習慣，身體溫暖不偏寒

培養溫暖體質和飲食習慣有密切關係，經常會聽到中醫師要大家盡量避免攝取生冷食物，就是這個原因。

「女生吃冰對身體不好」、「常吃冰月經來會肚子痛」，相信女性朋友對長輩經常耳提面命的這些話應該不陌生。生冷飲食確實會對大部分女性朋友的體質容易有不良影響，讓人體的代謝系統變慢，進而影響各項器官的正常生理機能。而生冷飲食除了大家熟知的各項冰飲之外，也包含生食，即尚未烹煮過的食物（生菜沙拉、生魚片、以及屬性偏寒涼的水果）。飲食中肉類多屬溫性，蔬菜水果大多偏涼，蔬菜烹煮時可加入辛香料調和寒涼之性，過於寒涼的水果建議不要太常食用，或一次食用量過多。

多吃溫熱性蔬果讓寒冷體質變溫暖

寒涼性體質的女性，盡量養成下午3點前吃水果的習慣，下午3點過後陽氣漸弱陰氣漸盛，應該避免食用生冷，以免加重虛寒體質。尤其特別忌諱睡前吃水果，不良習慣積累的寒氣對身體的影響，更是不容小覷。

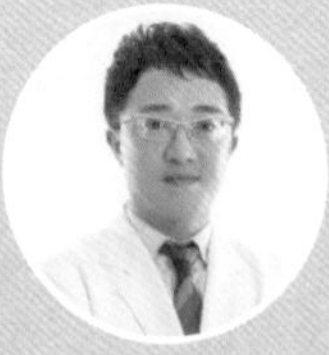

中醫小叮嚀

{ 溫性的蔬果 }

水果類：櫻桃、芭樂、鳳梨、桃子、金桔

蔬菜類：紅蘿蔔、油菜、南瓜、韭菜

{ 熱性的蔬果 }

水果類：龍眼、荔枝、榴槤

蔬菜類可添加辛香料：辣椒、乾薑、胡椒

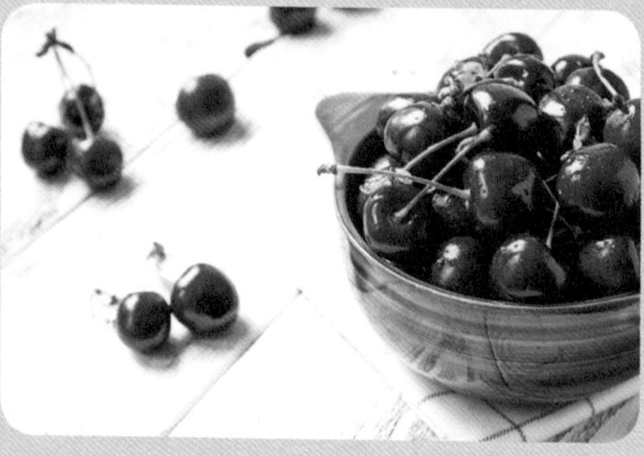

體質寒涼的人可多食用溫熱性蔬果

臨床上不易受孕的患者，多屬偏寒濕體質。寒濕表示陽氣不足使得體質偏寒冷，加上血液循環代謝差，造成身體器官運轉不順暢。寒濕體質的症狀表現有多樣面貌，比如心悸、頭暈痛、耳鳴、手腳麻、水腫等等，在脾胃上容易消化不良、脹氣、便祕或腹瀉，在生殖系統方面則可能有月經不調或子宮虛寒不易受孕的症狀產生，情緒方面也可能有憂鬱、悲觀、易恐慌的傾向。透過中醫門診臨床案例可觀察，這種體質的養成和經常食用生冷有相關性。

有些人堅信早晨空腹喝蔬果汁對身體有益處，或是喜歡空腹吃水果，這樣的習慣長久下來，對身體其實是一種負擔。**早晨空腹時需要的是溫暖食物**，生冷的蔬果汁或食物會澆熄一天之中剛要初起的陽氣，日積月累，陽氣被傷，代謝越來越差，器官運轉不良就容易產生水液的不良代謝產物——濕氣，寒濕體質因而漸漸生成。若是沒有調整正確飲食習慣，長期下來吃再多藥物調補，成效也是有限。

了解食物屬性，聰明搭配調理好孕體質

這裡要教大家「分辨體質挑食物」的方法，**唯有按照體質吃，才是最健康的飲食方式**。因此，這裡要先學習簡單辨別體質的「寒」與「熱」。

很多患者常會問：「我到底是『冷底』還是『燥熱』體質？」其實體質寒熱並不是固定不變的，它可能會因為你前一天的作息或是飲食而改變。比如前一天晚上熬夜之後，身體就會有虛火產生，或是突然吃很多生魚片、生菜沙拉，加上以冰淇淋當甜點作為一餐，也可能使身體陽氣暫時性的下降，變成偏寒性體質。因此我們可以隨時利用飲食幫身體微調，來保持身體寒熱的陰陽平衡。

{寒性體質特徵}

- 怕冷
- 下腹脹
- 四肢冰冷
- 嗜睡倦怠
- 陰道分泌物透明如水狀
- 經常腹瀉或便祕

{熱性體質特徵}

- 口渴
- 嘴破
- 便祕
- 口臭
- 長痘痘
- 容易生氣發怒
- 陰道分泌物粘稠色黃

簡單辨別寒熱體質之後，可能有些人會質疑自己好像寒與熱的症狀都有一些。

的確，很多女性朋友是寒熱夾雜的體質，而熱的來源可能是失眠（心火）、熬夜（肝火）、情緒壓力（肝膽胃火）、或飲食習慣不當（腸胃火）所引發。

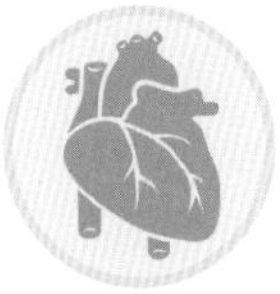

心

思慮多、失眠、用腦過度

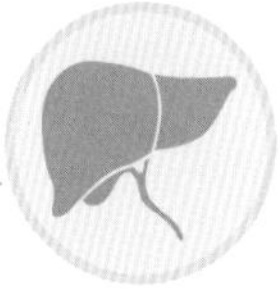

肝膽

大怒、壓力、晚睡及熬夜

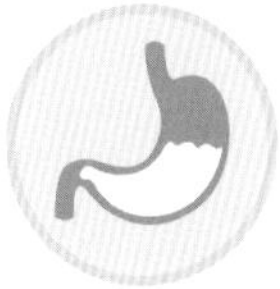

胃

暴飲暴食、嗜吃甜食、重口味飲食（烤炸辣）

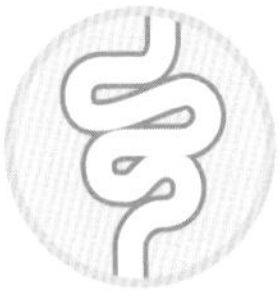

腸

與「胃」原因雷同，容易造成便祕

比如平常容易四肢冰冷，體質也比一般人怕冷的人，最近因為經常熬夜晚睡，臉上冒出了小痘痘，還有口乾必須喝很多水才能稍稍解渴的現象，那表示你的體質本身偏虛，但因為熬夜產生了虛火，有熱象產生，這時候就要降火氣，不能直接喝青草茶或椰子水等太寒涼的飲品退熱，這樣反而會傷害陽氣。只要多吃一些蔬菜水果，先暫停飲用咖啡和紅茶，改喝綠茶或花草茶，少吃烤炸辣等刺激性食物，加上調整作息，虛火很快就會減退。這時候要趕緊多吃溫熱屬性的食物，慢慢調整原本的虛寒體質。

若是平常就經常有透明分泌物（白帶），容易氣虛倦怠，怕冷又手腳冰涼的人，建議多吃一些溫熱屬性的食物。蔬菜水果大多偏寒涼，因此一定要減量，同時蔬菜可以加薑絲一起烹煮，去掉蔬菜的寒涼之性。

通常體質寒冷加上氣血虛弱的人也可能有便祕的傾向，因為腸子蠕動很差，容易堆積宿便，這時候吃大量蔬果反而會因體質太過寒涼而讓便祕越來越嚴重。多吃溫熱屬性的食物，同時搭配喝溫薑汁，才是正確調養體質的方法。

｛平涼溫熱食物屬性表｝

平和食物	水果	葡萄、檸檬、木瓜、枇杷、李子
	蔬菜	花椰菜、包心菜、豌豆、四季豆、黑木耳、玉米
	五穀肉類其他	花生、橄欖、豆漿、白米、糙米、黃豆、黑豆、紅豆、魚肉、雞蛋、豬肉、燕窩
涼性食物	水果	蘋果、蓮霧、蕃茄、甘蔗、香瓜、柳丁
	蔬菜	白蘿蔔、菠菜、胡瓜、冬瓜、絲瓜、黃瓜、山竹、蓮藕、小白菜、青江菜、芹菜、萵苣、茄子、白木耳、菱角、香菇、蘑菇等菇類
	五穀肉類其他	綠豆、豆腐、烏骨雞、鴨、蟹、牛奶、魚類
溫性食物	水果	櫻桃、芭樂、鳳梨、桃子、金桔
	蔬菜	紅蘿蔔、油菜、南瓜、韭菜、大頭芥菜
	五穀肉類其他	糯米、大蒜、香菜、老薑、蔥、茴香、牛肉、雞肉、羊奶、紅糖、麥芽糖
寒性食物	水果	西瓜、水梨、柚子、葡萄柚、椰子、橘子、楊桃、柿子、香蕉、火龍果、桑椹、奇異果
	蔬菜	黃瓜、苦瓜、空心菜、筊白筍、豆芽、紫菜、荸薺、大白菜、蘆薈
	五穀肉類其他	小麥、蕎麥、蛤蠣、蚌類、蝦、冰品
熱性食物	水果	榴槤、龍眼、荔枝
	蔬菜	無
	五穀肉類其他	辣椒、乾薑、胡椒、羊肉、核桃、咖哩、咖啡、任何燻炸烤物、酒、煙、檳榔

月經週期如何吃才好孕？

月經期（1～7天）（行經期）

此時著重讓經血順利排出，可以多喝些黑糖薑茶溫暖子宮，也可搭配下腹部熱敷或薰臍，讓子宮代謝老廢物質，有利胚胎著床時有舒適的好環境。中醫師通常在此時會選用理氣行滯兼有活血化瘀的藥物，幫助子宮收縮排淨經血，比如生化湯、或少腹逐瘀湯系列。

月經週期應該這樣喝

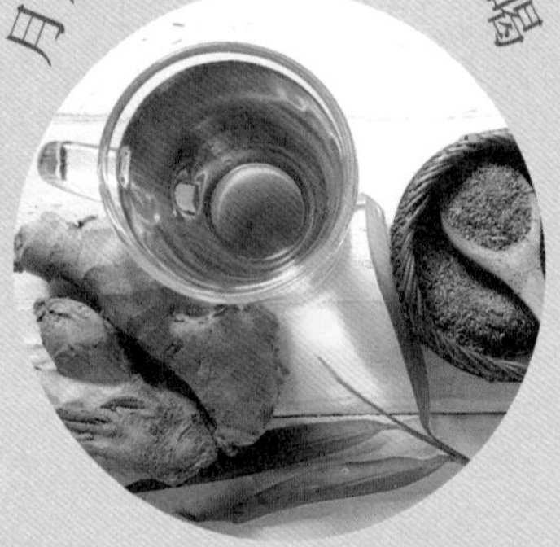

黑糖薑茶

用大火將600-800CC的水煮滾後，加入適量黑糖、老薑1-2片，轉小火煮至黑糖溶化，約2分鐘即可飲用。

卵巢濾泡期（子宮內膜增生期）（7～14天）（經後期）

此時是雌激素分泌的旺盛期，可以多補充富含雌激素食物，讓濾泡順利成熟、並排出優質卵子，同時也能養顏美容，促進烏黑秀髮的生長及改善膚況。此時會加強補腎滋陰、養血助陽藥物，比如四物湯合六味地黃丸，再加入菟絲子、肉蓯蓉等。

富含天然雌激素食物有以下幾種：亞麻籽、豆腐、豆漿優格、多穀物麵包、山藥、青木瓜、黑芝麻、核桃、蘋果、蕃茄、櫻桃、杏桃乾、棗、梅子、大蒜、鷹嘴豆泥。

月經週期應該這樣喝

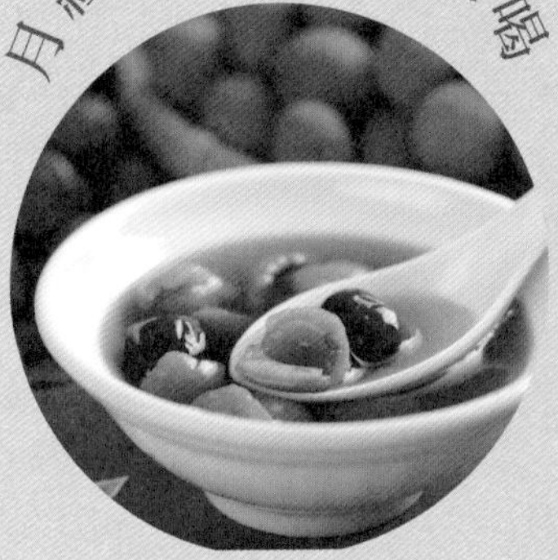

桂圓紅棗茶

準備乾龍眼肉 2-3 顆、紅棗 4-6 顆 (掰開)，將 800CC 的水煮滾後，放入食材轉小火煮 2 分鐘，蓋上蓋子續悶 3 分鐘即可飲用。（平時怕冷的人可再加入老薑 1-2 片）

排卵（第14天）（經間期）、卵巢黃體期（子宮內膜分泌期）（15～28天）（經前期）

排卵後黃體素分泌增加，在黃體期達到高峰，這段時間可多吃富含黃體素的食物，維持體內的高溫期，使子宮內膜順利增厚。此時會採用滋陰養陽、補腎疏肝的藥物，比如右歸丸合加味逍遙散。

富含天然黃體素的食物有以下幾種：菠菜、甘藍菜、甘薯、木瓜、黃豆、山藥、花椰菜、玉米、海鮮。

月經週期應該這樣喝

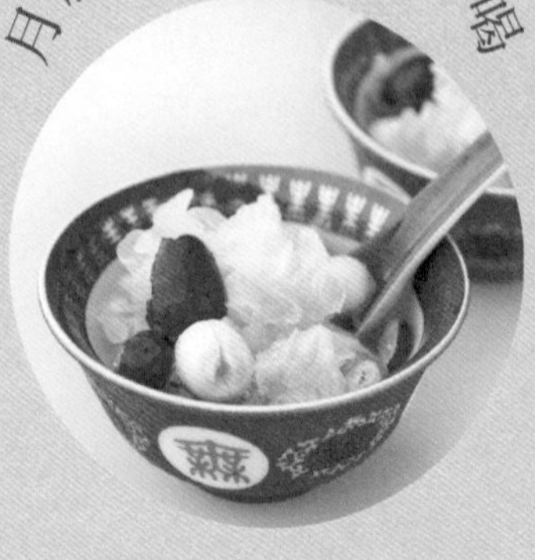

蓮子銀耳紅棗湯

材料：白木耳 30g（事先泡水 1 小時後備用）、乾燥蓮子 15 顆、紅棗 10 顆、水 1200ml、冰糖 70-90g。

煮法：水滾後將所有材料放入（冰糖除外），小火蓋鍋燉煮 40 分鐘後，再放入冰糖煮至融化，續悶 15 分鐘即可食用。

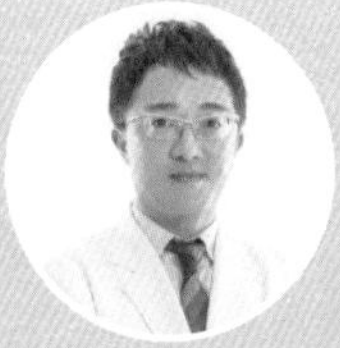

中醫小叮嚀

{迷信懷孕偏方的副作用}

坊間的懷孕祕方多為補腎陽、腎陰的藥物集合而成，有些患者花了大把金錢，結果服用後只得到口乾舌燥、皮膚狀況百出的副作用，卻遲遲不見有受孕成果。這是因為中醫用藥必須觀察整體再對症下藥，有些難受孕的患者並非腎陽、腎陰不足，而是可能壓力緊張導致肝鬱化火影響到生殖系統，一味單補腎的方式，當然收不到成效。

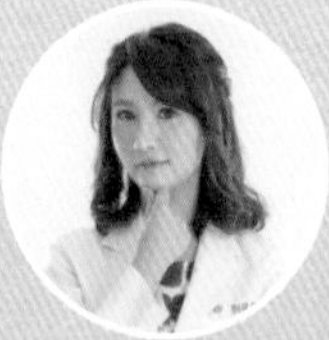

中醫小叮嚀

{天天好心情，好孕自然來}

不少女性都有相同經驗，遇到壓力或生活作息不正常時，常引起經期紊亂，可能是月經遲遲不來或是來潮時間拉長，足見壓力和作息的確會影響內分泌，造成月經週期不規則。由此也可知，長期的壓力和作息不規則，同樣也可能影響女性的受孕機會，在中醫典籍記載也經常可以看到「肝火上炎」、「肝氣鬱結」影響女性月經和受孕的案例。

因此，想要好孕應避免熬夜或作息日夜顛倒，盡量在晚上 11 點以前就寢，培養良好睡眠習慣。臨床上若是遇到常熬夜和情緒起伏較大的女性，中醫用藥會加入「疏肝理氣」、「清肝降火」的藥物做調理，比如小柴胡湯、加味逍遙散、柴胡疏肝湯等都是常用藥方。也建議預備懷孕或已經懷孕的婦女，都能找到適合自己的抒壓方法，聽聽音樂、戶外踏青、適當運動、找朋友聊天，或是睡覺、發呆放空都可以，只要能暫時讓自己脫離緊張的情緒，就是好的放鬆方法。一旦放鬆身心，好孕自然就會悄然來到。

Chapter

05

「好孕」關鍵之鑰：
④培養好孕體質，請你跟我這樣做——穴道按摩 / 薰臍 / 針灸、藥足浴、茶飲

- 助孕穴道按摩
- 溫暖子宮薰臍療法
- 幫助懷孕藥足浴療法
- 養生茶飲 DIY

助孕穴道按摩

☑改善氣血虛弱穴道

氣虛體質的人這樣做

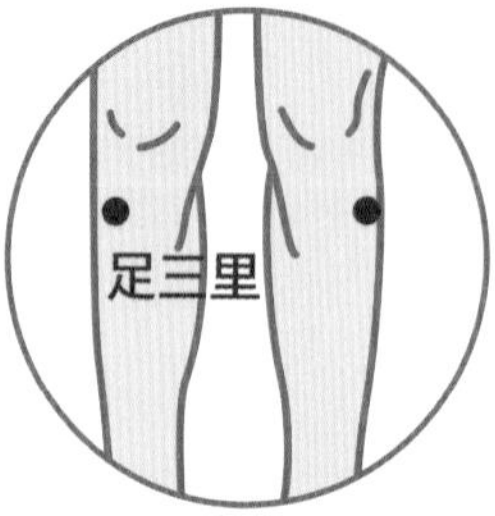

足三里穴

足陽明胃經主要穴位之一，是很重要的補氣要穴。平日常按摩足三里穴可以補中益氣、疏通經絡，有扶正去邪的作用，所以民間有「常按足三里，勝吃老母雞」

的說法，認為足三里穴對身體的補氣及扶正效果，比吃老母雞食補還管用。

用左手掌心按在右膝上，食指尖與中指尖平齊處便是足三里穴。每天用大拇指或中指按壓足三里穴，每次按壓5～10分鐘，注意每次按壓要使足三里穴有針刺一樣的痠脹、發熱感。

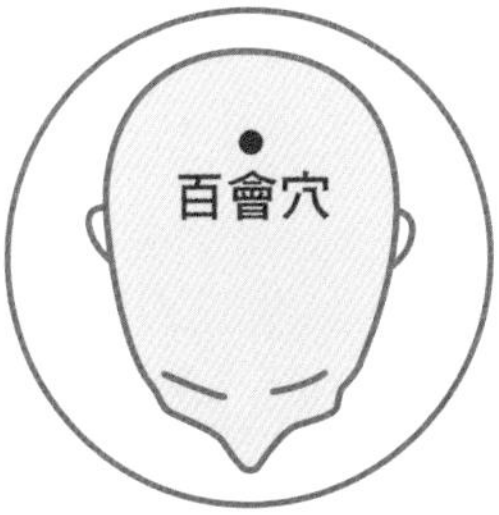

百會穴

為足太陽、手足少陽及足厥陰肝經和督脈之會，是全身氣流交匯之處。中醫認為「頭為諸陽之會」，按摩百會穴可行頭部經氣通全身之脈，有升陽補氣、開竅醒腦的作用，所以隨時按摩百會穴四周，有助於恢復精力、促進全身氣機通行，解除身體疲勞、增加新陳代謝，對改善氣虛型體質有很大的幫助。

血虛體質的人這樣做

血是月經的物質基礎，若體質較弱，陰血不足或脾胃受損，化源衰少或久病失血傷津，導致衝任血虛、胞脈失養，則會導致不孕。

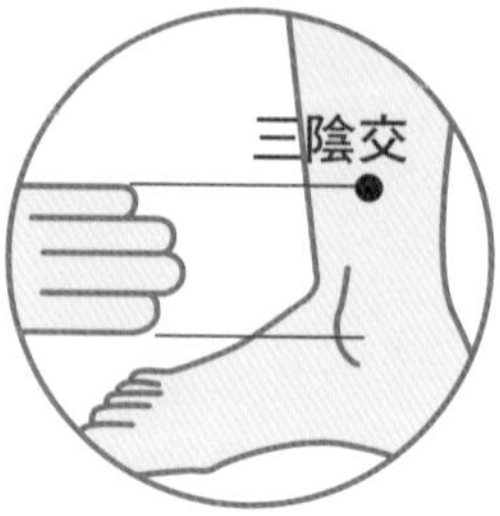

三陰交穴

是調理血虛體質很重要的補血要穴，有肝、脾、腎三條經絡在三陰交穴交會。此穴在小腿內側，腳踝骨的最高點往上三吋處（以手橫放，約四根手指的寬度）。

中醫認為脾統血、肝藏血、腎藏精能生氣血，為婦科常用大穴，時常按摩三陰交穴可調經助孕、補血養血、改善卵巢子宮功能，為治療不孕常用穴位之一。

三陰交是足太陰脾經的穴位，幾乎所有的婦科疾病如痛經、月經不調、崩漏、帶下等，都可以按摩三陰交穴來進行輔助治療。每天按摩2次，每次5～10分鐘。孕婦忌按。

陰虛體質的人這樣做

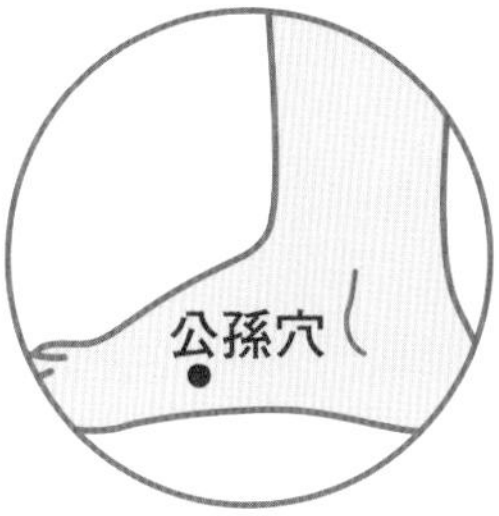

公孫穴

公孫穴是足太陰脾腧穴、絡穴，通於衝脈，中醫八脈交會穴之一，位於足內側、第1蹠骨基底前下方。中醫認為脾統血，衝脈任脈與婦科經產關係密切，所以經常按摩此穴不僅可治療脾胃系統的疾病，也可治療月經不調、白帶、不孕、痛經等婦科疾病。

☑ 改善腎虛穴道

腎陽虛體質的人這樣做

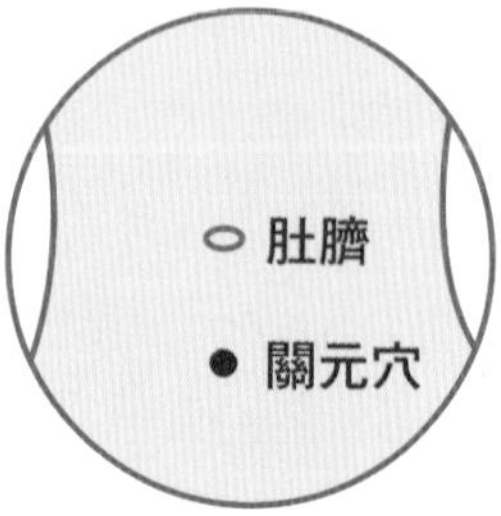

關元穴

位於臍下三吋腹部正中線，又名下丹田，為一身元氣之所在。有補腎陽、壯真火的功能，凡腎虛所導致的各種病症都有特效，是有名的補腎及強壯穴位。

關元穴對全身虛弱、婦女月經不調、帶下、卵巢子宮功能障礙、不孕症等有特效。古人練功講究氣守丹田，此丹田就是指關元穴。現代研究也證實，按摩關元穴可有效調節內分泌系統，達到治療生殖系統疾病的目的。

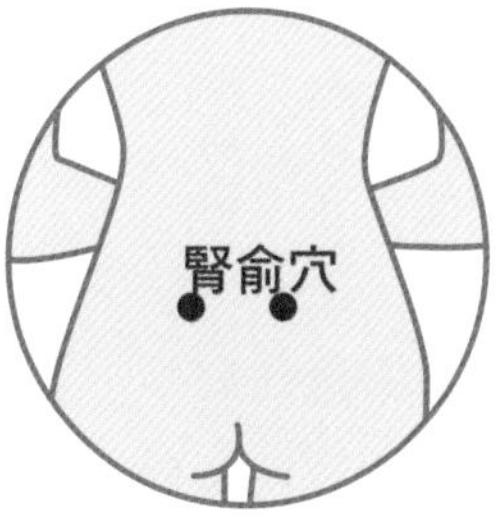

腎俞穴

位於脊椎14椎旁開一吋半。由於穴位接近腎臟，為腎臟精氣轉輸之處，也可主治腎臟疾病，故名腎俞。具有培補腎氣、振興腎經功能，可補腎壯陽，通調帶脈。此穴位偏於補腎氣，中醫認為腎為先天之本，生殖發育之源，此穴可主治與腎虛有關的胎、產、經、帶、陽痿、泌尿系統等疾病，平時可多按摩此穴道，常保腎氣充足。

平日可雙拳緊握，兩拳手背放置於腎俞穴上下施力按摩，每次5∫10分鐘，每日早晚施作，對補腎氣有很好的效果。

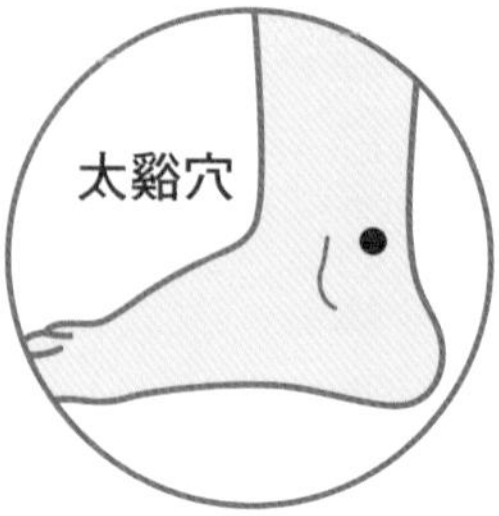

太谿穴

位於足內側，內踝後方與腳跟骨筋腱之間的凹陷處，因形如溪谷故名太谿。

中醫認為，腎之精液入心化而為血，流溢於衝任為經血之海，腎精不足則衝任血海空虛，太谿穴為足少陰經的原穴，可益陰潛陽，為腎陰虛的調補要穴，所以太谿穴對痛經、月經不調、不孕等婦科疾病有很好的治療效果。

平日可常按摩太谿穴，一天2次，每次5～10分鐘，可補陰又可防燥。按摩此補水穴位有滋補腎陰的作用，適用於陰虛體質偏腎陰虛的人。此穴也是抗衰老常用的穴位之一，可養顏美容，延緩老化。

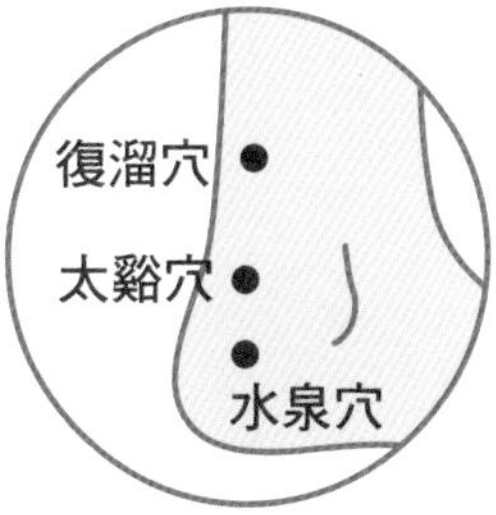

復溜穴

為足少陰腎經穴位，位於內踝後緣直上二吋脛骨後緣。中醫認為腎主藏精，精血相生，與生殖系統密切相關，本穴主要作用可滋補腎陰不足。

而復溜穴五行屬金，腎經五行屬水，五行相生金能生水，所以腎經陰虛症型取其「虛則補其母」之意，可用於調治月經不順、功能性子宮出血、赤白帶過多、痛經、不孕等症。如平時熬夜晚睡等腎陰不足的人，也可多按摩復溜穴來達到補腎陰的作用。

☑ 改善肝氣鬱結穴道

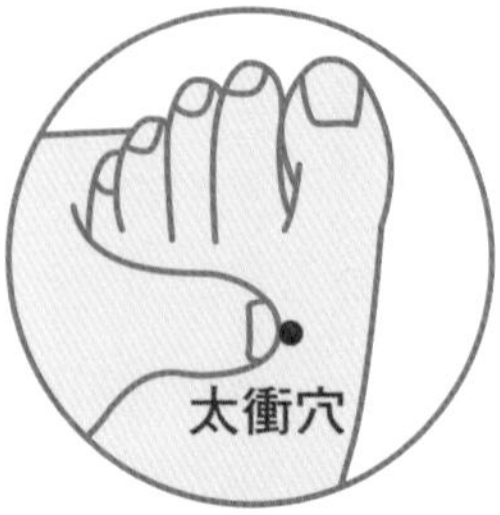

太衝穴

太衝穴為肝經的原穴，可疏肝解鬱、平肝熄風、通經活絡，治療因肝氣鬱結、肝火上炎引起的情緒煩躁易怒、脅痛、頭痛、頭暈等症，也用於治療因氣鬱引起的月經不調、痛經、乳腺炎、不孕等婦科疾病。

現在很多人習慣熬夜晚睡，容易造成月經失調、內分泌紊亂、乳房脹痛、情緒煩躁易怒等症狀，長期下來也影響到卵巢子宮功能造成不孕體質，所以常按摩太衝穴也會有意想不到的效果。

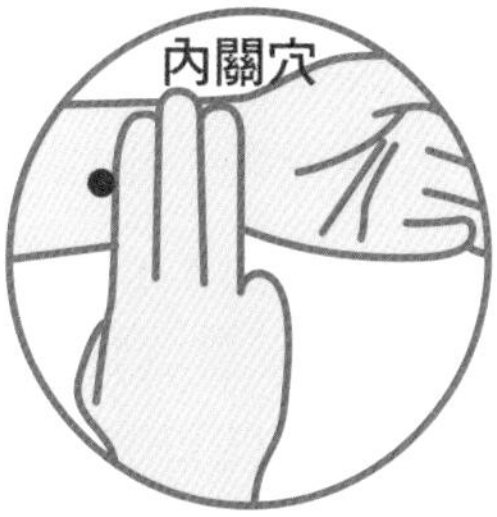

內關穴

內關在手臂內側、腕橫紋上兩吋。取穴時手握虛拳向上平放，另一手食指、中指、無名指三指以腕橫紋為準並齊，食指按壓的地方就是內關穴。此為手厥陰心包經之絡穴，有益心安神、和胃寬胸、理氣止痛功效。可治療心情煩躁、壓力緊張等情緒問題，並可延緩老化及有效治療心臟病、婦科疾病等。

女子的衰老首先會從陽明經開始，再來三條陽經脈氣逐漸衰退。中醫認為「頭為諸陽之會」，當氣血不能上至頭臉部，臉部就會開始產生皺紋和斑點。「心主神，其華在面」，心之神主要靠氣血來充盈維持，氣血充足了，自然臉部氣色和潤，所以愛美的女性養顏應先從養心開始。

☑ 改善痰濕穴道

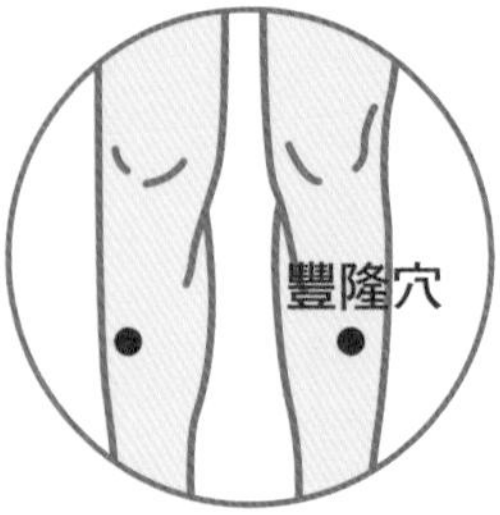

豐隆穴

很多臨床上不孕的患者，在飲食上往往冰涼不忌，且喜歡吃大量生食蔬果，不僅傷到脾胃系統造成體內痰濕過重，相對子宮卵巢也因過食寒涼而受寒，造成白帶、經量減少、痛經、不孕，甚至易長肌瘤等問題。

「百病皆因痰作祟」，豐隆穴是公認去痰最重要的穴位，位於小腿前外側、外踝尖上八吋，具有和胃降逆、祛濕健脾化痰、通經止痛的功效。由於痰的產生主要和中醫的脾、肺、腎三臟關係密切，中醫認為「脾為生痰之源」，豐隆穴是足陽明胃經之絡穴，別走於足太陰脾經，所以可治脾胃二經產生的痰濕。經常按摩豐隆穴可以健脾和胃，化痰去濕。

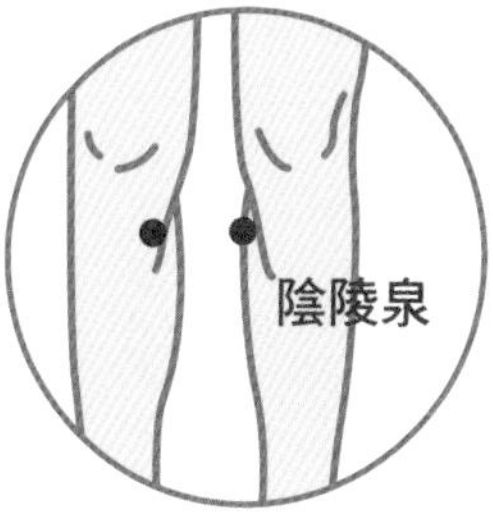

陰陵泉

陰陵泉位於小腿內側、膝下脛骨內側下緣處，是中醫足太陰脾經的合穴，可治療由於脾不化濕、濕聚成痰，影響到腸胃系統運化和代謝主要的穴道。中醫認為「脾為生痰之源」，為「後天之本，氣血生化之源」，脾主運化水穀精微和水濕，有促進水液代謝的作用，常按摩這個穴道可以健脾補氣、和胃降逆、益腎調經、消除水腫，通利小便，為一個常用的「治濕要穴」，也是臨床治療婦科疾病常取的一個穴道。常按摩陰陵泉不僅可消除體內痰濕、調經止痛，愛美的朋友也可瘦小腿，增加小腿淋巴回流，達到瘦身的目的。

☑ 改善血瘀穴道

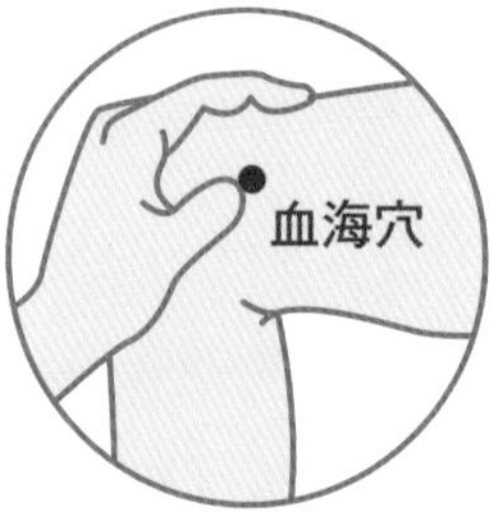

血海穴

為足太陰脾經腧穴，是血脈之氣歸流的地方，能去瘀血、生新血，屬女子生血之海，故稱為血海，位於大腿內側、膝蓋上方。具有健脾理氣、養血行血、活血化瘀、清熱利濕的功效，所以臨床上常按摩血海穴可促進卵巢及子宮生殖功能，是調理月經及婦科疾病常用穴道之一，常用治不孕症患者。

其實在臨床上也常針灸血海穴來治療皮膚搔癢症狀，也是取其養血涼血、活血去瘀、清熱利濕的作用。平時可常按摩血海穴，增加身體排毒功能，對女性朋友很有幫助。

三陰交穴

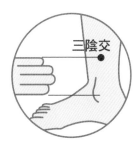

足三陰肝、脾、腎三條經絡在此穴交會，故稱為三陰交穴。此穴在小腿內側，腳踝骨的最高點往上三吋處。中醫認為脾主統血，有生化氣血的作用；肝主藏血，有調節全身血液的功能；腎主藏精，精血相生，為婦科常用大穴，而婦科所有疾病和中醫的衝脈（衝主血海）、任脈（任主胞胎）、帶脈（帶可約束諸帶）等經脈關係密切，這三條經脈又和肝脾腎三條經絡密切相關，所以凡是和這些經絡有關、進而影響的婦科疾病，都可時常按摩三陰交穴來治療。

三陰交穴具有補血涼血、行血養血、活血化瘀的作用，幾乎所有的婦科疾病，比如痛經、月經不調、崩漏、帶下、多囊性卵巢、卵巢功能不全、黃體不足等不孕疾病，都可以透過刺激三陰交穴進行輔助治療，為治療不孕常用穴位之一。

而現代人作息不正常，常熬夜晚睡，導致瘀症體質特別多，平時也可經常按摩三陰交穴來改善血瘀體質、活血化瘀。

☑ 改善濕熱內阻穴道

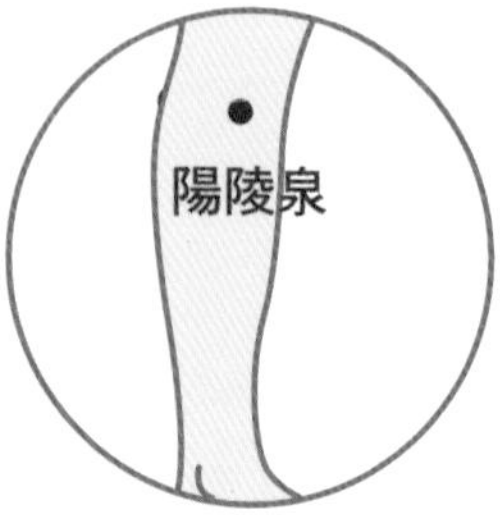

陽陵泉

為足少陽膽經的合穴，位於膝下外側腓骨小頭微前下方凹陷、膝下兩吋處。此穴位可疏肝利膽、清熱除濕、疏經活絡，臨床上是治療脅肋痛和腸胃疾病的大穴。

現代人工作壓力大，常熬夜晚睡、飲食冷熱不忌、過食油膩肥甘厚味等重口味食物，因此高血壓、高血脂、糖尿病也是常見的慢性病。如同坊間健康書籍提倡的敲膽經養生，陽陵泉穴就是膽經主要穴位，經常按摩可達到疏肝利膽、清熱除濕、化痰消脂的作用。

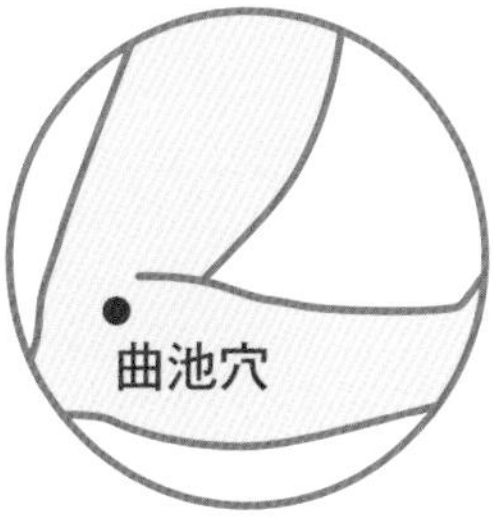

曲池穴

位於肘橫紋上、外側盡頭凹陷處，可清熱疏風、調和營血、疏經活絡。中醫認為，肺與大腸互為表裡，肺主皮毛，本穴為手陽明經合穴，可散風止癢、清熱消腫，所以臨床上為治療皮膚病很常用的穴位。

在穴位處放血，可治療所有皮膚疾患如蕁麻疹、濕疹、乾癬等頑固性皮膚病。而陽明經為多氣多血的經絡，婦女以血為本，所以本穴又可治療婦科疾病。

溫暖子宮薰臍療法

薰臍療法是將特定的藥物放置於肚臍再點燃艾草（或艾粒、艾柱），將藥物的作用透過艾草燃燒的熱能，由肚臍傳導藥氣進入人體內，達到治療疾病的一種方式。

肚臍稱為神闕穴（也稱臍中穴），屬任脈二十四穴中的一穴。中醫的任脈、督脈、衝脈，三條經脈在此交會，為經絡氣血運行的樞紐。中醫認為，神闕穴為「五臟六腑之本，衝脈循行之地，十二經之根，生氣之源，元氣歸藏之所」，具有調整五臟六腑、溫補下焦、調理衝任、溫腎健脾、壯陽滋陰、溫經散寒、健脾和胃的作用，臨床上常用於虛寒體質如痛經症、女性不孕症、白帶、子宮虛寒、腸胃虛寒或過敏體質患者的調理，經常性使用有抗衰防老、延年益壽的功效。透過薰臍療法將灸法和藥物結合，可達到預防保健及治病的功效。

｛薰臍療法適應症｝

1. 女性痛經、白帶、不孕、子宮脫垂、下肢水腫
2. 男性陽痿、遺精早洩、不孕
3. 小兒虛寒性腹瀉腹痛、小兒遺尿
4. 過敏體質：過敏性鼻炎、氣喘、虛寒性皮膚搔癢
5. 虛寒性體質：四肢冰冷、畏寒怕冷、腹痛腹瀉腸鳴、便祕、脫肛

｛薰臍禁忌｝

1. 臍部皮膚有傷口、感冒發燒或體內有發炎紅腫熱痛反應者禁用。
2. 嚴重心腦血管疾病、高血壓糖尿病併發神經病變者禁用。
3. 久病體虛、老人、小孩宜慎用。
4. 懷孕婦女禁用。
5. 體質燥熱、口乾舌燥、口破者禁用。
6. 嚴重過敏性皮膚搔癢如異位性皮膚炎、乾癬、濕疹患者宜慎用。

※ 薰臍前須由醫師視當時體質狀況進行後續治療。

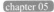

幫助懷孕藥足浴療法

由於足部離心臟最遠，下肢末梢循環差，腿部的溫度相對不易保溫，所以臨床上很多女性朋友來看診時，常自述長年下肢冰冷、水腫，造成很多循環上的疾病，由此可知，足部的保暖顯得格外重要。透過每日適度的足浴，可有效擴張足部微細血管，促進全身血液循環，提高新陳代謝率。

以現代醫學理論來說明，足浴就是透過溫熱效應，溫化人體的血液循環及刺激足部的神經末梢反射至大腦皮質，透過身體自身調節系統增強人體的機能。以中醫理論上則認為，十二經絡中足部有六條經絡通過（肝、脾、腎、膀胱、膽、胃），足底並有反映全身部位的足底反射區，所以透過中藥的足浴可將藥氣透過皮膚層及經絡傳導至體內。尤其中醫在調理婦科方面首重肝、脾、腎三經絡，這些都與足部經絡循行有關，所以透過足浴的治療，可達到溫暖子宮卵巢、溫經散寒、舒暢氣血、補腎調肝的作用。

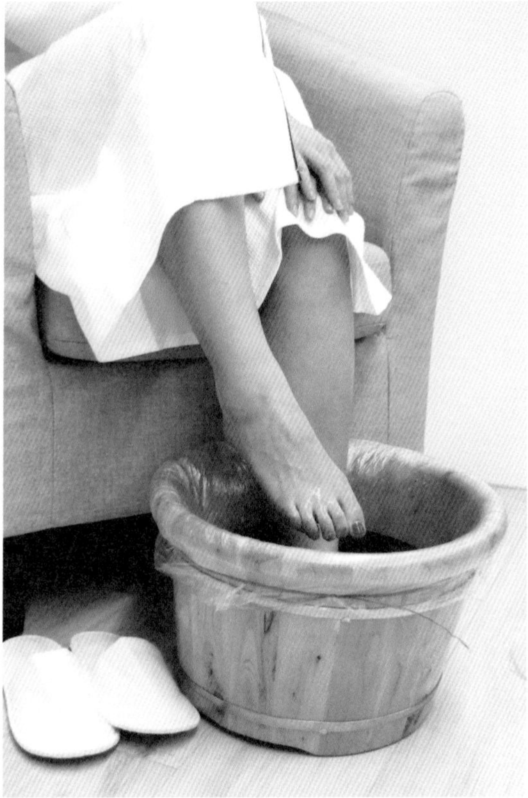

有句俗諺說：「春天洗腳，升陽固脫；夏天洗腳，暑濕可祛；秋天洗腳，肺潤腸濡；冬天洗腳，丹田溫灼。」另外，也有「人老腳先老」、「寒從腳下起」等說法，由此可知，透過足部的刺激與溫化，確實可改變身體的體質。在日常生活中透過簡單的足浴，可有效提升子宮卵巢功能，溫化經絡、溫經散寒，達到抗衰老的作用，並可調節體內激素的分泌及微循環神經系統，溫化子宮卵巢系統、加強新陳代謝、舒緩情緒放鬆壓力，可有效緩解女性痛經、卵巢子宮功能低下、子宮虛寒、白帶、性功能低下、不孕症、煩躁、不易入睡等症狀。

☑ 正確足浴方式

溫度 以38—43度為宜，水溫不夠時可添加熱水。

方式 浸泡高度最少要淹沒雙足踝5~10㎝以上，最高可浸泡至接近膝部的高度，每日或隔日浸泡效果最佳。

時間 一次約15—20分鐘為最佳時間。

器皿 足浴盆最好選擇木製桶，保溫效果較好。可加熱控溫的足浴機也很方便，可隨時調控溫度。

{中醫足浴注意事項}

1. 忌空腹足浴。
2. 忌水溫過高，一般浸泡以38-43℃為宜，可先將中藥材用開水煮過後，再將藥水加入已準備好的熱水中。
3. 腦血管疾病或高血壓糖尿病患慎用。
4. 足部有傷口或皮膚病者不宜浸泡。
5. 正值月經期，經量過多者不宜浸泡。
6. 體質虛弱患者足浴不宜過久，浸泡後不宜忽然起身，恐引起暫時性頭暈等血壓降低反應。
7. 足浴後飲用足量溫熱開水約400-500cc，可幫助體內循環及身體代謝。

足浴藥材DIY

下方藥材以1000CC的開水煮沸約15～20分鐘後，藥材過濾去渣，將中藥水倒入已準備好的熱水中一同浸泡。

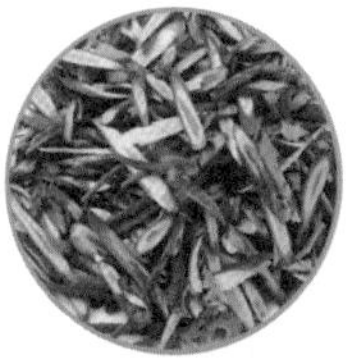

桂枝（3錢）

可通經活絡、溫暖子宮

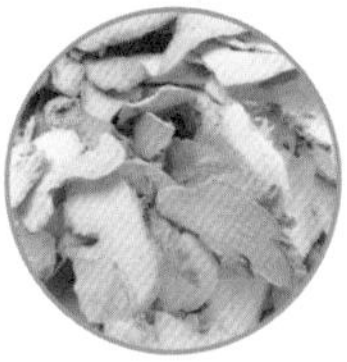

乾薑片（3錢）

可祛風散寒除濕、發汗解表（如有老薑以老薑為佳）

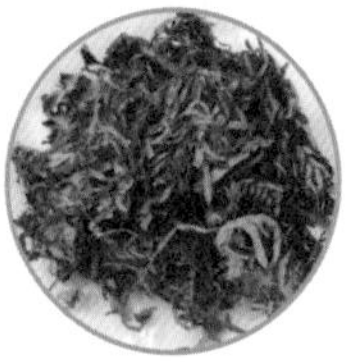

艾葉（3錢）

可溫暖子宮、溫經散寒

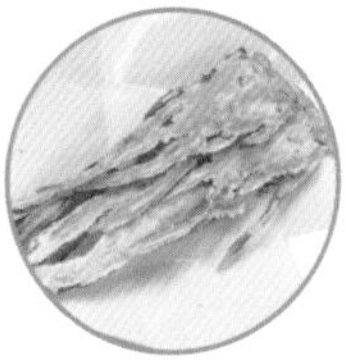

當歸（3錢）

可活血通絡、養血調肝

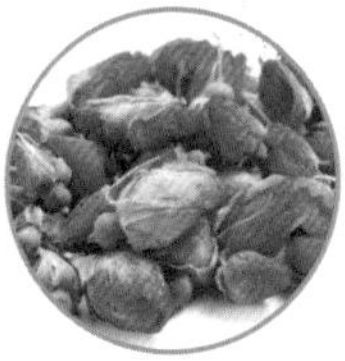

玫瑰花（3錢）

可疏肝解鬱、活血理氣

【氣血虛弱型茶飲配方】

血虛型養生茶飲／歸棗養血茶

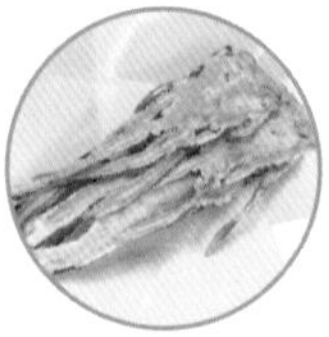

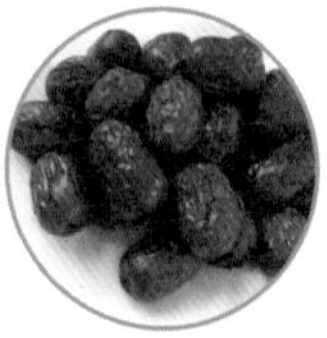

材料：當歸 6g、紅棗 15g

步驟：

a. 紅棗去核。

b. 用 1000cc 開水以大火煮滾後，放入紅棗與當歸同煮約 10-15 分鐘即可飲用。

氣虛型養生茶飲／耆棗補氣茶

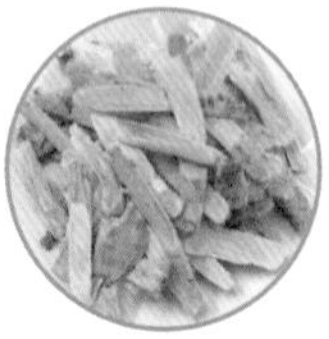

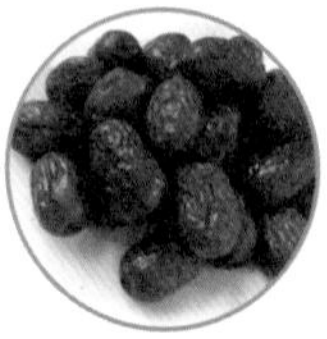

材料：黃耆 20g、紅棗 15g

步驟：

a. 紅棗去核。

b. 用 1000cc 開水以大火煮滾後，放入紅棗與黃耆同煮約 10-15 分鐘後即可飲用。

【肝氣鬱結型茶飲配方】

玫瑰陳皮養生飲

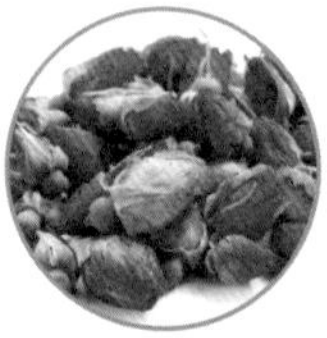

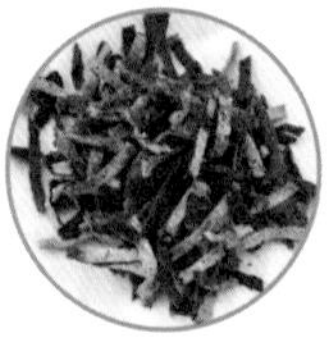

材料：

玫瑰花 10 朵、陳皮 10g、冰糖 9g

步驟：

a. 將玫瑰花、陳皮、冰糖放入杯中。

b. 以滾水沖泡悶約 10-15 分鐘後即可飲用，可連續沖服。

【腎虛型茶飲配方】

腎陽虛型養生茶飲／枸杞五味飲

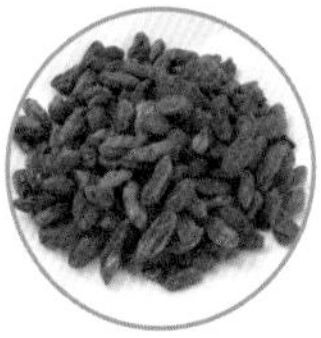
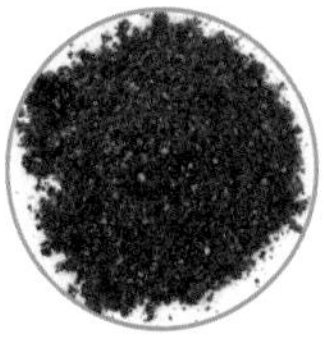

材料：枸杞 10g、五味子 10g

步驟：

a. 將枸杞與五味子放入茶包袋中。
b. 以滾水沖泡悶約 10-15 分鐘後即可飲用，可連續沖服。

腎陰虛型養生茶飲／補腎養陰茶

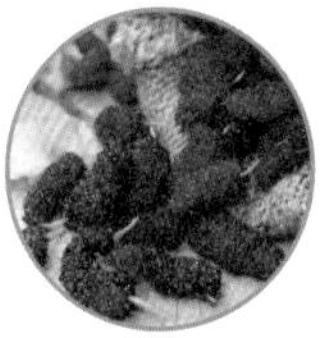
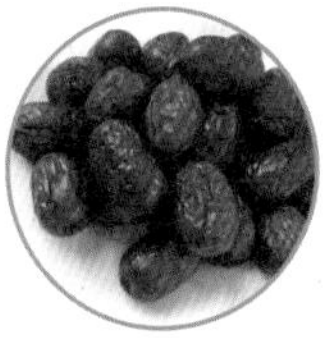

材料：桑椹 15g、紅棗 15g

步驟：

a. 紅棗去核。
b. 將桑椹乾與紅棗放入茶包袋中。
c. 以滾水沖泡悶約 10-15 分鐘後即可飲用，可連續沖服。

【血瘀型茶飲配方】

山楂玫瑰養生飲

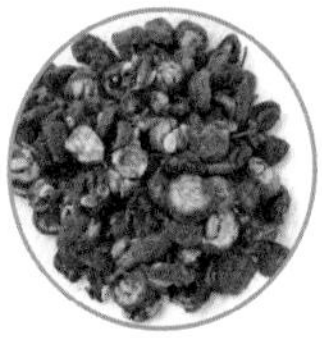
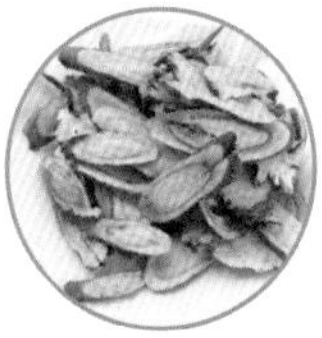
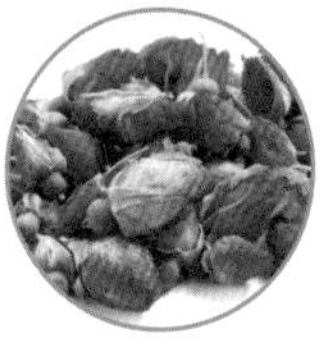

材料：
山楂 10g、甘草 6g、玫瑰花 10 朵

步驟：

a. 將山楂、甘草、玫瑰花裝入茶包袋中。
b. 沖入滾水悶 15-20 分鐘後即可飲用，可連續沖服。

【痰濕型茶飲配方】

山荷去濕養生飲

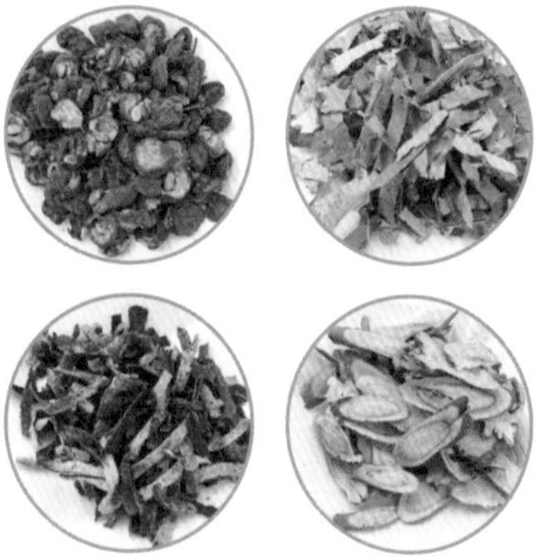

材料：

山楂 10g、荷葉 6g、陳皮 6g、甘草 6g

步驟：

a. 荷葉、陳皮剪成長條絲狀。
b. 將 a 材料和山楂、甘草一起放入茶包袋中。
c. 滾水沖泡後，先倒掉第一次的沖泡水後，加入冰糖。
d. 再沖入滾水悶 15-20 分鐘後即可飲用，可連續沖服。

【濕熱內阻茶飲配方】

茵陳菊荷養生茶

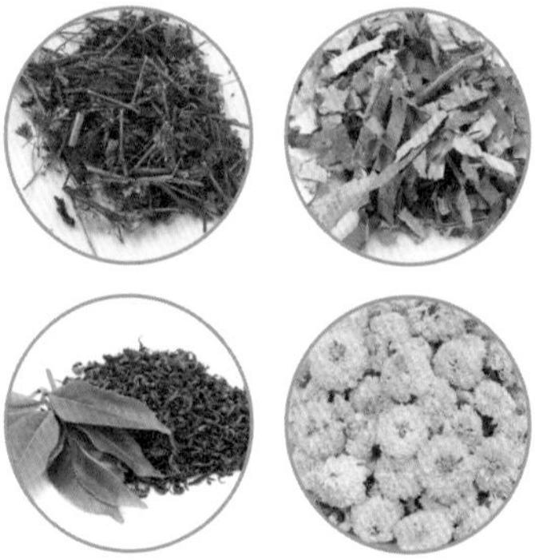

材料：

茵陳 10g、荷葉 10g、菊花 5g、綠茶 10g

步驟：

a. 荷葉剪成長條絲狀。
b. 與菊花、茵陳、綠茶一起放入茶包袋中。
c. 滾水沖泡後，先倒掉第一次的沖泡水。
d. 沖入滾水悶 15-20 分鐘後即可飲用，可連續沖服。

Chapter

06

常見不孕症的原因與案例解析

- 女性不孕症常見原因
  - 卵巢排卵功能障礙
  - 多囊性卵巢症候群
  - 黃體功能不全和習慣性流產
  - 卵巢早衰
  - 輸卵管阻塞或沾粘
  - 子宮內膜異位
  - 子宮肌瘤
  - 過度肥胖

臨床上不孕的原因大致上可以從卵巢、輸卵管、子宮等各方面來看，假使現代醫學檢查無異狀，即可能是身心功能方面的問題為大，更需要調整心態就醫治療。

【為什麼我遲遲無法受孕？】

《臨床案例》

李小姐結婚已經四年多，一直以來和先生對於懷孕都是採取順其自然的態度，直到最近，才驚覺自己已經年滿30歲，肚皮卻一直沒有動靜，與先生兩人開始緊張了起來，不知道自己是否該求助醫師的協助。

醫學上對於不孕症的一般定義，是一對夫妻在無避孕的正常性生活情況下，時間長達一年仍無法懷孕，稱為不孕。因此，沒有刻意避孕、維持正常性生活已有四年時間的李小姐與先生，確實是需要請求專業醫師的協助。

不孕症的類型，大致可分為「原發性不孕」與「次發性不孕」兩種，因此，在處理不孕症問題時，首先要釐清的是：**不孕不一定是不能懷孕，而是不容易懷孕**，通常建議不孕症的夫婦男女雙方都要接受檢查。男性不孕症的原因，主要是性功能障礙與精蟲質量不好。排除男方的原因之後，再來探求女方的問題，才能達到事半功倍的效率。

{不孕症類型}

- 原發性不孕（primaryinfertility）
  是指一對伴侶一開始就完全無法懷孕，即從來不曾懷孕過。
- 次發性不孕（secondaryinfertility）
  是指一對伴侶已經懷過孕且生過小孩，但是接下來卻發生懷孕困難或懷孕不正常的現象。即曾經懷孕過，但是後來因為某些原因無法再懷孕。臨床上生過第一胎後，遲遲等不到第二個寶寶報到而來調孕的也大有人在。

女性不孕症常見原因

卵巢排卵功能障礙

排卵功能障礙是造成女性不孕最常見的原因。經量少或月經週期不規則，甚至是閉經，都可能是無排卵的表現，少數可能發生在月經規則的女性朋友身上。成熟健康女性的卵巢，通常每個月會排卵一次，因此每月會有規律的月經週期。但卵巢排卵週期常因體質而異，通常一個月排卵一次，少數人三個月、半年或更久才排一次卵，假使平常經期規律還可稱為正常，但如果平常規律的經期忽然轉為不規律，通常就表示排卵功能可能有障礙。

排卵功能障礙使得排卵功能不正常，或無法排出品質良好的卵子，容易導致月經異常或無月經，甚至不孕症的發生。然而，排卵功能容易受外在因素干擾，比如生活作息不正常、情緒壓力、其他藥物等，導致原本規律的經期忽然在某個月不規則，早到或遲來。倘若可能受到近一個月外在因素干擾，但下個月即恢復規律則沒有太大問題，若持續不規律三個月以上，就需要重視月經不規則的問題。

{ 排卵異常的臨床症狀 }

月經週期不規則或血量稀少、月經週期延長或無月經、難受孕、肥胖、嚴重體重下降、溢乳（乳房泌乳）、多毛症（身體或臉部有不正常或過量的毛髮生長）、粉刺痤瘡

{ 常見原因 }

多囊性卵巢症候群（PCOS）、高泌乳血症、甲狀腺功能亢進或低下、情緒、壓力、過勞、熬夜或日夜顛倒、暴瘦或暴胖、過度運動、腦下垂體功能障礙、卵巢囊腫、卵巢功能早期衰竭（POF）

排卵功能評估方法

- 月經史

  評估月經是否規則？（通常月經規則，血量正常代表卵巢有規律之排卵。）

- 量基礎體溫

  看基礎體溫是否有高、低溫雙相性，及高溫期是否有 14 天以上。

- 荷爾蒙分析

  抽血分析所有與排卵相關之荷爾蒙變化情形。

- 超音波掃瞄

  利用陰道超音波排除卵巢囊腫並追蹤卵泡發育情形。

中醫治療方式

排卵功能障礙的不孕是由腎—天癸—衝任之間相互協調失約，「肝」、「脾」、「腎」功能失調所致，其中「腎虛」為發病的主要環節，可依症狀以藥物治療，並且搭配針灸和薰臍更能加強療程效果。

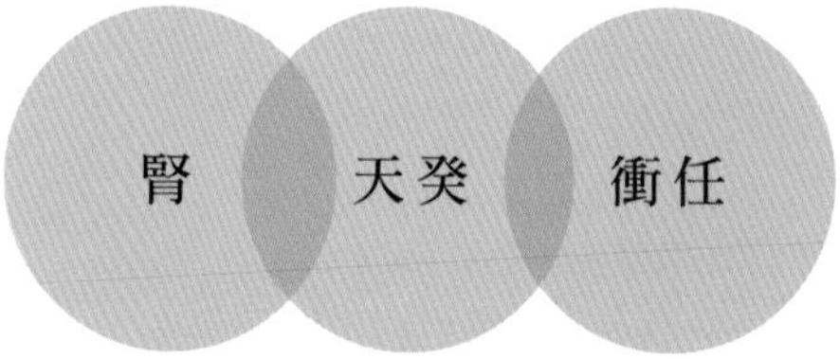

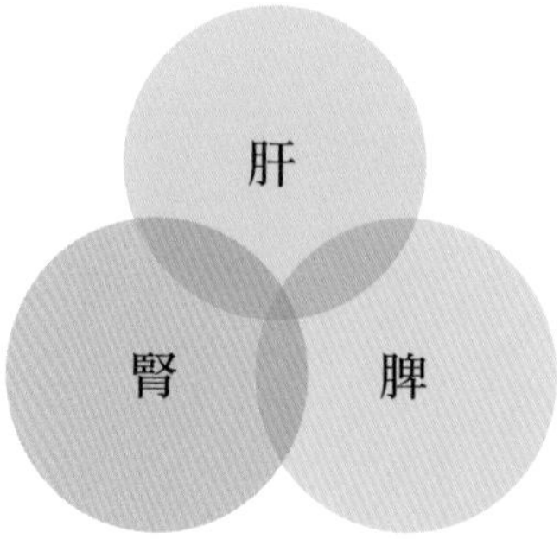

卵巢排卵功能障礙調理方式

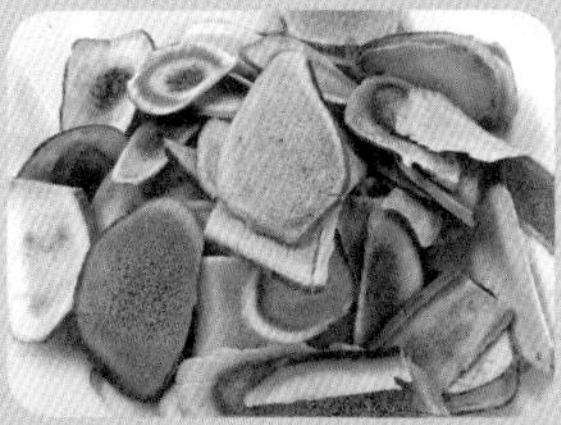

腎虛型體質

常用藥方：菟絲子、淫羊藿、覆盆子、車前子、韭菜子、何首烏、肉蓯蓉、紫河車、鹿茸、巴戟天、枸杞子

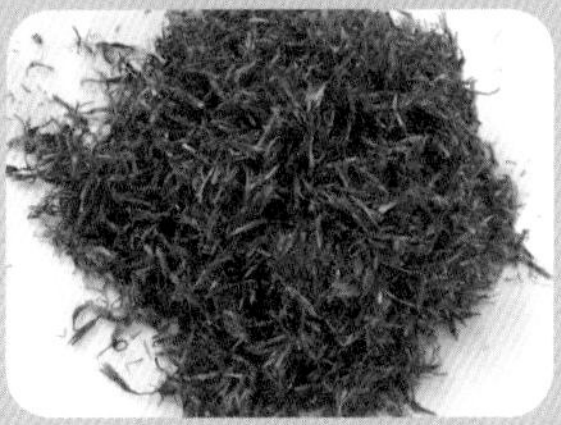

肝氣鬱結合血瘀型體質

常用藥方：柴胡系列方劑搭配香附、青皮、木香疏肝理氣，加入益母草、桃仁、紅花、赤芍等活血之品。

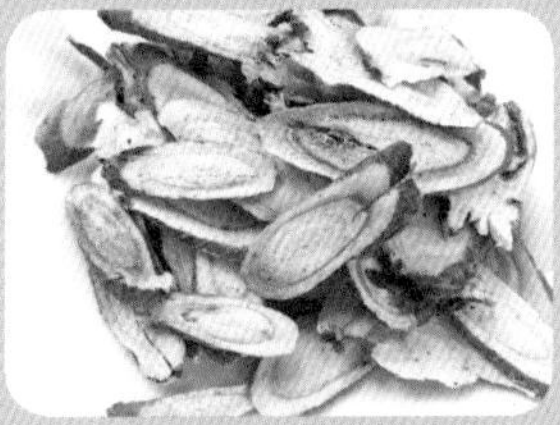

痰濕型體質

常用藥方：加強化痰濕之藥材，如苓桂术甘湯、真武湯、五苓散、當歸芍藥散等。

多囊性卵巢症候群

《臨床案例》

29歲的小樺，因為工作和人際相處的壓力經常令她感到情緒緊繃，飲食習慣也越來越不正常，平日喜歡吃甜食巧克力來舒緩壓力，假日更經常找姐妹淘下午茶聚會，暢談職場心酸。漸漸地，小樺發現自己除了體重失控之外，經期也越來越不規律，不但經期天數延長，經血量也變少了，同時月經來潮前胸部常脹痛、臉頰下巴附近容易反覆長痘痘。

多囊性卵巢症候群是以持續性不排卵、雄性激素過高、抗胰島素、多毛症、痤瘡、肥胖、黑色棘皮症為主要臨床表現。月經週期不規則的小樺，加上痤瘡和肥胖的症狀表現，經過超音波和抽血的檢查過後，確診為多囊性卵巢症候群。

臨床上，多囊性卵巢症候群在排卵障礙性的不孕症佔了相當大的比例。中醫典籍中並沒有多囊性卵巢的病名，但根據其臨床表現，與中醫的閉經、崩漏、不孕症、癥瘕等症型類似，從文獻上看來，「飲食」、「寒溫」、「風冷」以及「體重過重」對多囊性卵巢的患者影響甚劇，臨床上治療這類型患者也多由此著眼，足見中醫自古對於多囊性卵巢的症狀已經相當重視。

多囊性卵巢症候群的成因至今仍不明確，但可能的致病因素與肥胖、遺傳（例如有糖尿病的家族史）等有關。

不孕症患者其中常見的原因便是多囊性卵巢症候群。精卵受精是懷孕的第一步，多囊性卵巢症患者不易排卵或根本不排卵，所以懷孕機會當然減少。

中醫治療方式

臨床上多以「除痰濕」為主，但根據不同體質仍有不同變化調整。其它如「溫補脾陽腎陽」和「疏肝解鬱、除熱寧神」，必須依據個別體質而加減處方用藥。

除痰濕可用苓桂朮甘湯、五苓散、腎著湯加減藥物處方；補腎陽可用腎氣丸、還少丹、右歸丸等處方加減；疏肝解鬱方面，則可使用柴胡系列處方臨症加減用藥。若患者能搭配運動增強心肺功能，更能有效幫助排出溼氣，增強代謝。

中醫古籍看多囊性卵巢

在《素問．骨空論》曾提及，「督脈為病，其女子不孕。」督脈主一身之陽，陽虛不能溫煦子宮，子宮虛冷，不能攝精成孕，可見陽氣對於受孕的重要性。《諸病源侯論》內也提及：「癥瘕之病，由飲食不節，寒溫不調，氣血勞傷，臟腑虛弱，受於風冷，令人腹內與血氣相結所生。」足見飲食、寒溫、風冷對癥瘕之病的影響。而體重過重不易受孕則在中醫典籍中早有提到，《女科仙方》：「且肥胖之婦，內肉必滿，遮隔子宮，不能受精。」

多囊性卵巢的食療

關於多囊性卵巢症候群的食療方式，可以從飲食著手，減**少碳水化合物的攝取**。研究發現，使患者空腹血糖及胰島素中血濃度下降的效果，有助於雄性荷爾蒙和泌乳激素等下降，能改善月經不規則和促進排卵。故**多囊性卵巢症候群的患者可減少飲食中米飯、麵食、麵包、蛋糕、餅乾、甜飲等等的攝取量**，將有助於將來受孕療程。

{多囊性卵巢症候群（PCOS）的症狀}

包括月經次數減少，並且常伴隨毛髮過度生長及不孕。其他還包括明顯的青春痘、油性皮膚與肥胖等症狀。

荷爾蒙的分泌變得不正常，卵巢會形成許多小囊腫，變得比正常大一倍甚至兩倍，這是無法排出的剩餘卵子，故 PCOS 又稱為持續性排卵停止。

針灸按摩穴道

增加氣血循環、改善內分泌失調、除痰濕去淤滯、加強子宮卵巢機能，可針對以下穴道針灸按摩。

腹部：水分、關元、氣海、子宮

下肢：陽陵泉、陰陵泉、三陰交、太谿、湧泉、血海、足三里

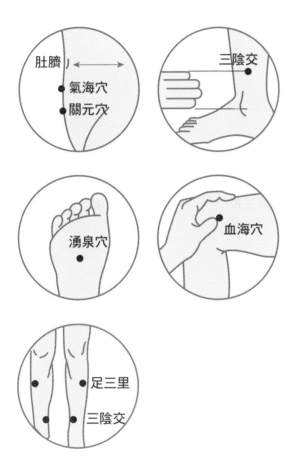

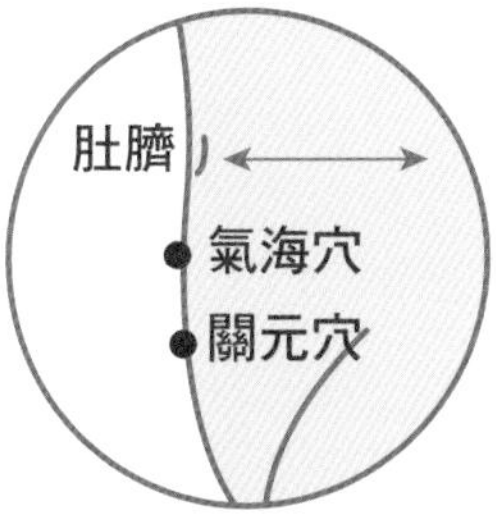

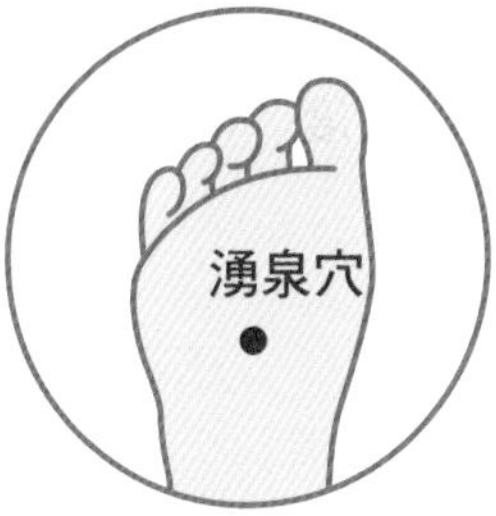

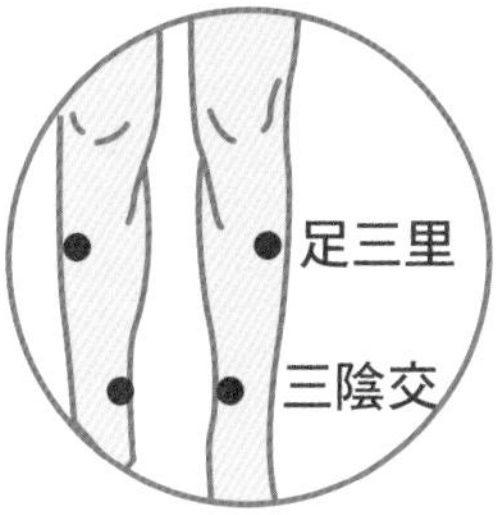

黃體功能不全和習慣性流產

月經結束後稱為濾泡期，濾泡成熟後接著來到排卵期，因著「促黃體生成激素」LH的分泌激增，促使基礎體溫跟著激升，於是濾泡破裂，釋出卵子。排卵過後，釋出卵子的濾泡會形成黃體，稱為黃體期。黃體組織主要產生黃體素（助孕酮），但也製造雌激素，這些賀爾蒙會刺激子宮內膜增生，等待受精卵的到來。

黃體功能不全，是指卵巢的黃體發育不全而致過早萎縮或萎縮不全，黃體素（助孕酮）也因此不足，以致子宮內膜分泌反應不良，阻礙受精卵著床。

根據醫學統計，女性不孕症約有3%—10%是因黃體功能不全引起，而習慣性早期流產中35%—67%也是因黃體功能不全所引發。

{ 黃體功能不全的症狀 }

1. 月經失調：黃體功能不全的女性，容易有月經週期縮短、月經過多或過少、經期延長等。
2. 引發不孕：因為黃體無法正常的萎縮退化，造成黃體素和雌激素分泌不足，使子宮內膜無法正常剝落，經前子宮內膜還停在早期分泌階段，女性很難受孕。
3. 習慣性流產：因為無法正常分泌黃體素和雌激素，即使受孕之後，也很難維持正常受孕，容易引發流產。

{ 從基礎體溫判斷是否屬於黃體功能不全 }

1. 排卵期後溫度緩慢上升，沒有在兩日內激升至高溫。
2. 高溫相偏低，高溫相與低溫相之差 <0.3 度。
3. 高溫相偏短，不足 11 日。
4. 高溫相在經前 3-5 日，甚至 6-7 日已經開始緩慢下降。
5. 高溫相呈馬鞍型，即高溫相後數天，溫度緩慢下降，再數天後又再緩慢上升。
6. 高溫相呈尖銳的犬齒型，即高溫起伏不定，波動較大。

中醫治療方式

大致分為腎陰虛、腎陽虛、肝氣鬱結三種症型，依不同症型來做治療。

腎陰虛型體質

月經提早來、經量少、色鮮紅，或月經週期延長、淋漓不斷

腎陽虛型體質

月經延後來、經量稀少、不孕等

肝氣鬱結型體質

月經先後不定期、經量時多時少、月經持續不淨

治療原則

腎陰虛宜滋補腎陰，止血調經；腎陽虛宜溫腎壯陽，調理衝任；肝氣鬱結宜疏肝解鬱調經。

注意

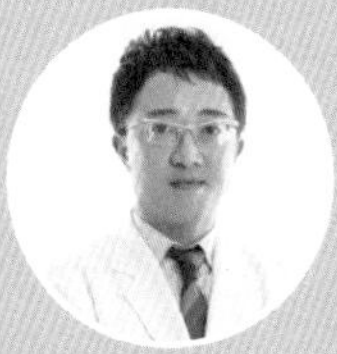

中醫小叮嚀

另外要注意的是，「高泌乳激素」也是引起黃體功能不全的重要因素，而高泌乳激素與肝鬱症狀有明顯的相關性。中醫的肝經鬱滯與自律神經、情緒有關，假若平時容易抑鬱、發怒、失眠、緊張的女性，可能就有這樣體質。

注意

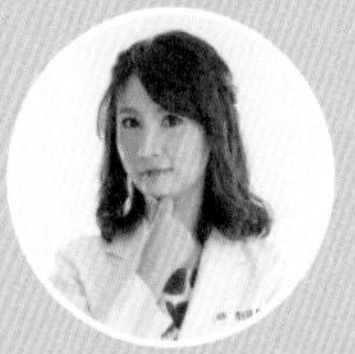

中醫小叮嚀

這些人容易在經前表現明顯乳房脹痛、經前頭痛、經前易怒等症。這種體質的基礎體溫容易顯現犬齒型，在現代不孕症是常見的症型，因此在調經、治療不孕的過程中，配合疏肝解鬱的藥物調暢病人情緒是非常重要的。

卵巢早衰

《臨床案例》

37歲的陳小姐因為停經半年以上來求助中醫師。陳小姐之前發現自己的月經週期越來越不規則，但隨著工作繁忙也無暇注意，直到最近忽然驚覺，好像已經很久沒有月經週期了，也無法準確記得上一次月經週期是什麼時候，但至少已經半年以上沒見到月經出血了。陳小姐同時伴隨出現潮熱、夜間盜汗、失眠、筋骨痠痛、情緒容易暴躁等症狀，西醫檢查確診為卵巢早衰，有可能永遠停經。陳小姐被宣告更年期提早到來顯得焦躁不安，懊悔自己太晚發現月經血量減少和月經來的次數減少，若能經常注意自己的身體狀況，及時診查治療，可能也不至於到達卵巢早衰的地步。

卵巢早衰（premature ovarian failure,POF）是指40歲以下婦女，超過四個月無月經、血液中雌二醇（estridiol,E2）下降、及相隔一個月促濾泡成熟激素（FSH）連續兩次大於40mIU/mL的狀況。

卵巢早衰被認為是提早停經，卵巢功能不再恢復，但許多年輕女性在被診斷卵巢早衰後，透過中醫藥理的調整，仍有可能恢復月經週期，甚至自然懷孕。

停經的定義為月經永遠停止，平均年齡約在50歲。若提前停經容易出現骨質快速流失的骨質疏鬆症，同時也可能引發失眠、陰道乾燥、潮紅盜汗、皮膚乾燥等女性賀爾蒙不足的症狀。除此之外，更會使女性的情緒低落，身心無不遭受莫大打擊。

卵巢早衰的原因

免疫因素

多數自體免疫性疾病可能合併卵巢早衰，如果甲狀腺炎、紅斑性狼瘡等。

遺傳因素

若家族有女性提早40歲以前停經，則卵巢早衰的風險會比一般人高。

醫源性和特發性卵巢早衰

40歲以前曾切除單側或雙側卵巢等組織，可能使功能減退造成卵巢早衰。特發性卵巢早衰則是無明確致病因素的繼發性閉經，伴隨潮熱失眠等更年期症狀，同時內外生殖器成萎縮狀態。

感染因素

某些病毒感染如腮腺炎病毒，可造成卵巢損害導致卵巢早衰，同時使卵巢對腦下垂體分泌的促性腺激素刺激變得不敏感。

促排卵藥物

有些不孕的女性會選擇服用排卵藥物促進排卵，假使促排卵藥沒有經過審慎評估，服用不當時，會對卵巢功能造成危害。

過度減重

過度減重會使體內脂肪量急速降低，影響體內雌激素的正常標準，導致雌激素生成不足，引發月經週期不規則甚至閉經，如此會抑制卵巢的排卵功能，造成卵巢早衰。

心理因素

強烈的情緒波動或突如其來的精神刺激，會使中樞神經系統受到影響，也可能導致月經不調，卵巢早衰。

中醫治療方式

卵巢早衰與肝、脾、腎三臟相關，同時與月經相關的荷爾蒙又和「腎」密切相關，因此辨症施治的特點會以補腎藥方為主，加強「補腎填精」來治療卵巢早衰。

而卵巢早衰又可分為三種症型，依不同症型來辨症治療。

{腎陰虛型體質}

- 常見症狀

  頭暈、腰痠、失眠、煩躁伴隨些許熱症，比如手心熱、容易口渴、經常口瘡反覆等。

- 常用藥方

  生地、懷牛膝、酸棗仁、何首烏、知母

{腎陽虛型體質}

- 常見症狀

  怕冷、手腳冰冷、全身浮腫、頻尿，易疲倦、白帶清晰如水狀等。

- 常用藥方

  枸杞、當歸、附子、覆盆子、乾薑

{肝氣鬱結型體質}

- 常見症狀

  胸悶、乳房脹痛、壓力大，易怒、失眠等。

- 常用藥方

  柴胡、合歡皮、香附、當歸

針灸按摩穴道

卵巢早衰治療穴位：湧泉、太谿、氣海、關元、三陰交、腰眼穴。同時搭配按摩、針灸、薰臍，可加強療效。

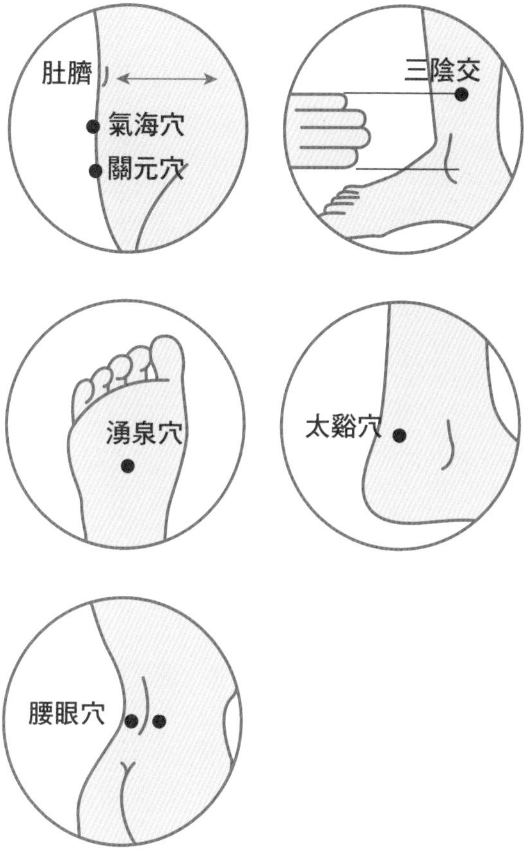

輸卵管阻塞或沾粘

《臨床案例》

28歲的小郁和先生結婚兩年多，彼此一直希望有個新成員加入他們的生活，可惜遲遲都未有好消息報到。來到中醫調理體質的小郁告訴醫師，她一年半前經常有骨盆腔發炎引起下腹疼痛不適的症狀，最近幾個月下腹疼痛的症狀好轉，只是小腹兩側經常隱隱作痛，排卵期更明顯，平日白帶也很多，身體常覺得燥熱。醫師懷疑她可能有慢性輸卵管炎，也可能因為輸卵管有沾粘導致遲遲未受孕，把脈開藥之後，建議她與先生先到婦科做孕前健康檢查，確定夫妻兩人的狀況後再繼續做後續的身體調理。

輸卵管阻塞或沾粘也常是導致不孕症的重要原因之一。可見於骨盆腔發炎疾病的後遺症，或是患有子宮內膜異位症、輸卵管的管腔被異位的組織完全阻塞，都可能造成卵子無法順利經過輸卵管，因而無法受精。

健康的女性在排卵之後，輸卵管纖部會捕捉卵子，然後以蠕動的方式慢慢地往子宮方向移動。而此時若有精子進入，精子和卵子就會形成受精卵，再藉由輸卵管的蠕動往子宮腔進行著床。因此，輸卵管在受孕過程所佔的角色十分重要。

輸卵管不通的原因有兩種

(1) 長期反覆的骨盆腔發炎引發沾粘

許多女性朋友長期有大量的陰道分泌物，中醫稱為「白帶」；反覆白帶感染，久了容易逆行性感染引發骨盆腔發炎，而骨盆腔發炎容易連帶引起輸卵管發炎，炎性物質會使輸卵管通暢度變差，造成輸卵管沾粘不通，導致不孕症的發生。

(2) 子宮內膜異位症引發沾粘

子宮內膜異位症容易使子宮長期處於慢性發炎當中，發炎久了容易合併骨盆腔沾粘，使得輸卵管不能暢通。也有直接以腫瘤形態壓迫輸卵管的情況，比如卵巢巧克力囊腫或子宮肌腺瘤等，一樣會造成輸卵管不通暢，導致不孕症的發生。

倘若輸卵管阻塞，容易造成受精卵移動至子宮這條通道受阻，因此輸卵管不通暢也容易造成子宮外孕，沾粘嚴重的話，更會造成不孕。

預防輸卵管阻塞的方法

1. 重視陰道炎，及早治療
2. 避免不當的人工流產
3. 保持腹部溫暖，氣血通暢
4. 避免吃生冷飲食

中醫治療方式

輸卵管沾粘在中醫看來根本病機為瘀血內阻、脈絡不通，屬於「瘀滯」範疇。有四種途徑會造成瘀滯：「氣虛血瘀」、「氣滯血瘀」、「血寒致瘀」、「血熱成瘀」，可依不同症型來治療。

輸卵管沾黏調理方式

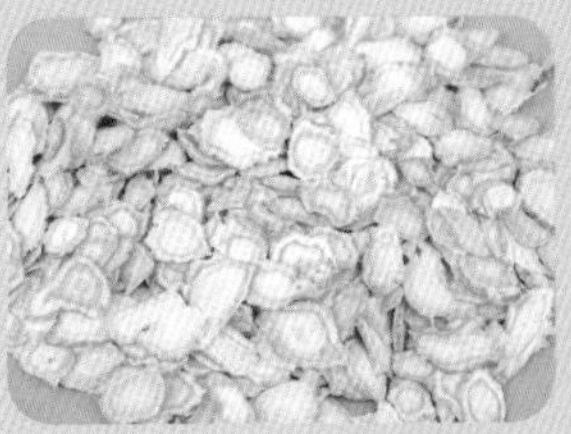

氣虛血瘀型體質

常用藥方：人參、黃耆、乾薑、桃仁、紅花

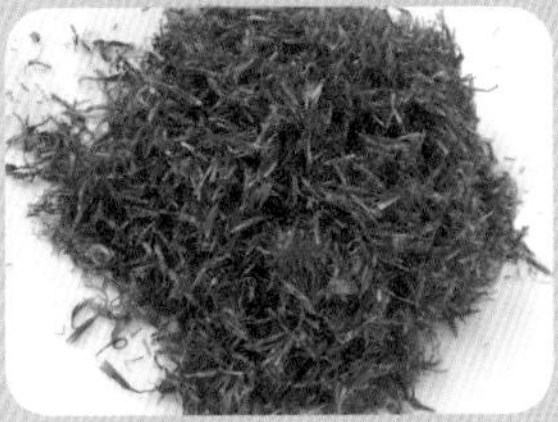

氣滯血瘀型體質

常用藥方：柴胡、香附、王不留行、桃仁、紅花

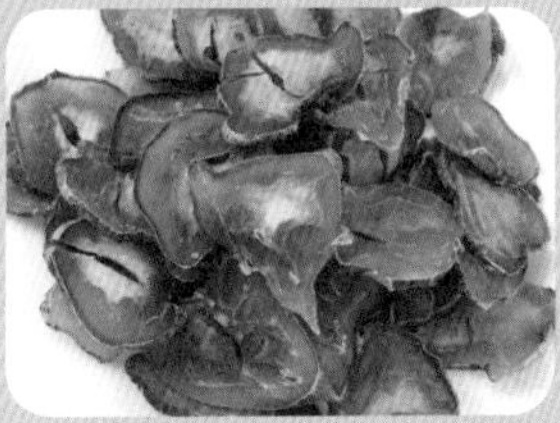

血寒致瘀型體質

常用藥方：乾薑、附子、生薑、薑黃

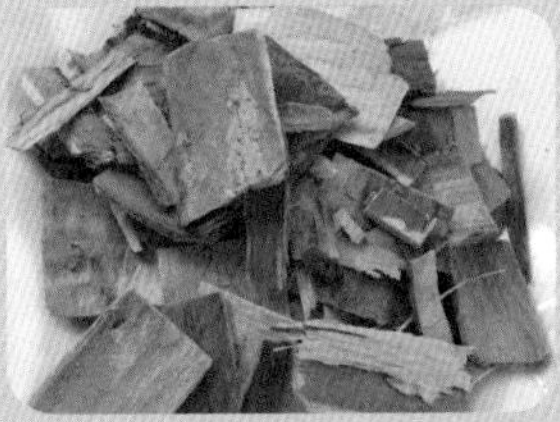

血熱成瘀型體質

常用藥方：黃芩、黃連、黃柏、知母

針灸穴道

針灸取穴：氣海、子宮、中極、合谷、三陰交、血海。虛寒症者可加強用薰臍方式治療。

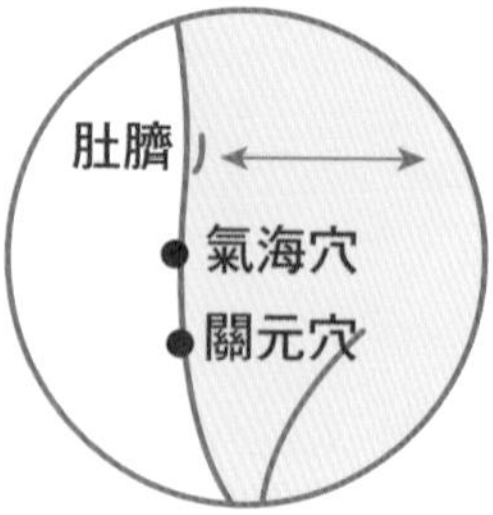

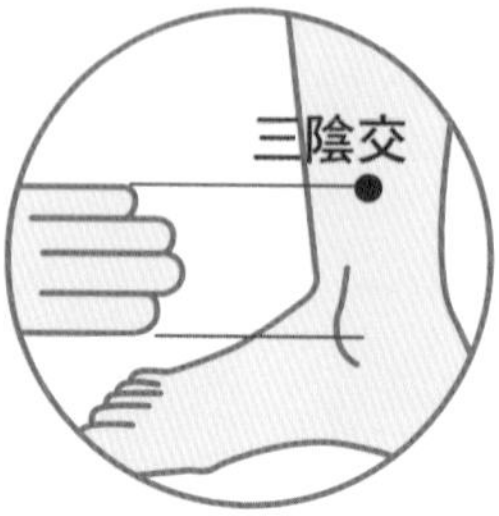

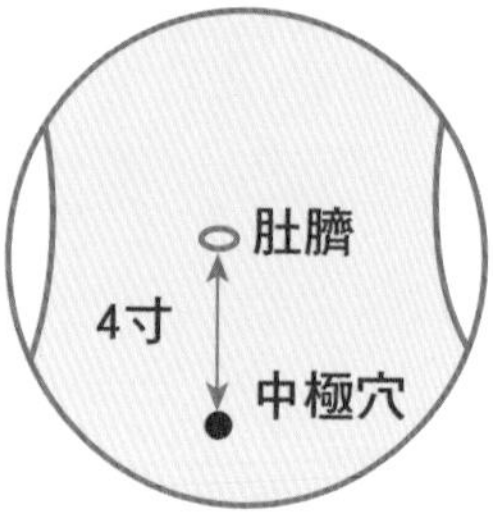

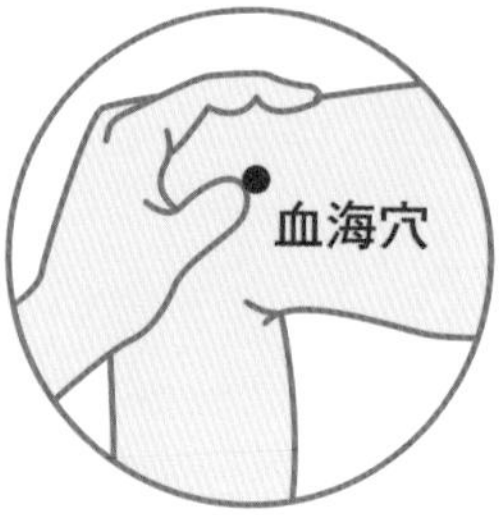

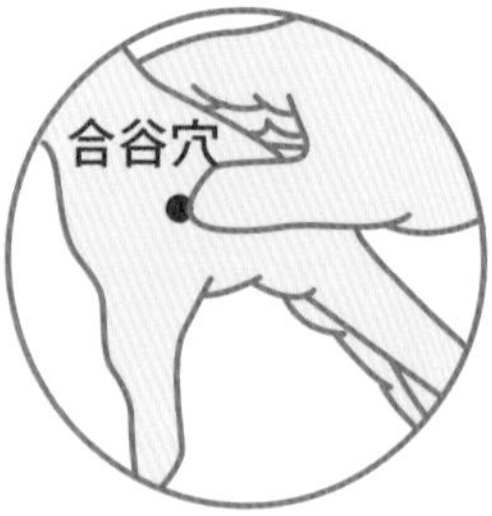

子宮內膜異位

《臨床案例》

27歲的英英罹患痛經症已經好幾年，每次月經來潮的劇烈下腹疼痛，常讓她影響工作效率，有時甚至必須請假在家無法出門。英英結婚一年半，很希望趕快有新生命加入她和先生的生活，遲遲等不到好消息的她決定去做婦科檢查。原來英英有子宮肌腺症，不但會引起生理期經痛，有可能還會影響受孕的機率。

子宮造成不孕的原因，比較常發生的是「子宮內膜異位症」，意即子宮內膜生長在子宮腔以外的地方。若長在卵巢內，則形成所謂的「巧克力囊腫」，而長在子宮肌層的則稱做「子宮肌腺症」，會造成著床困難或輸卵管不通。

子宮內膜異位症十分惱人，除了會四處沾粘，治療後也容易復發。子宮內膜細胞會隨著賀爾蒙而有週期性的變化，當雌激素增加時，內膜組織也會增生長大，當雌激素和黃體素都下降時，內膜組織便會脫落剝離，以經血的方式流出。然而，不管是正常待在子宮裡的細胞組織，還是流竄到子宮外面的內膜組織，都會回應荷爾蒙所發出的信號。

子宮內膜異位症可能發生的原因

月經逆流

月經來潮時，子宮收縮除了把剝落的子宮內膜由子宮頸排出體外，另外還會經由輸卵管把經血和子宮內膜推入腹腔。若免疫力不足，體內無法自行吞噬處理亂竄的經血和內膜組織，日積月累之下就可能形成子宮內膜異位症。

由血液淋巴系統傳送

不少的子宮內膜組織，也會由子宮血管和淋巴管在子宮內的開口，傳送到身體的其它部位如肺部、肚臍、淋巴結等處。

自體免疫缺損

大部分的子宮內膜發生在骨盆腔，只是這些組織碎片都很快被身體的白血球與淋巴球吞噬殆盡；只有少數女性的身體無法自行吞噬過多的內膜組織，於是這些內膜組織就附在人體的其它組織，如卵巢、輸卵管、膀胱、大腸子宮直腸凹陷處。

子宮內膜異位臨床症狀

經痛是很常見的症狀，月經來潮時有下墜感、腰痠背痛、腹瀉、暈眩、劇烈的生理痛，嚴重者可能會造成休克等各種症狀。子宮內膜異位症約有30％—50％的比例會不孕，雖然不孕的原因尚未有定論。但子宮內膜異位症未必會影響輸卵管的通暢，有些患者輸卵管通暢卻仍不易受孕，原因可能是子宮內膜在骨盆腔是一種異物，平日會遭受白血球攻擊，而這些反應所釋放出來的生化產物，會影響到受孕過程的進行，比如卵子的形成、排卵、卵子被輸卵管拾起、精蟲的運送、精卵結合的能力、胚胎的發育一直到著床等，均會產生干擾的效果。性交疼痛也是常見的症狀，週期性的流鼻血或咳血，也可能是子宮內膜異位症的一種。

中醫治療方式

中醫根據子宮內膜異位症的臨床表現，一般歸屬於「痛經」、「癥瘕」、「血瘕」、「不孕」等病的範圍，病機與「肝氣鬱結」、「痰溼」、「血瘀」、「腎虛」等相關，通常會根據「瘀阻胞宮、衝任」的基本病機給予活血化瘀的藥物治療。

另外，對於積在巧克力囊腫或子宮肌腺瘤內的瘀血，也可以使用一些蟲類藥物如地鱉虫、水蛭、虻虫等，這類中藥具有抗凝血、溶纖作用，可以促進這些積血的吸收。

子宮內膜異位調理方式

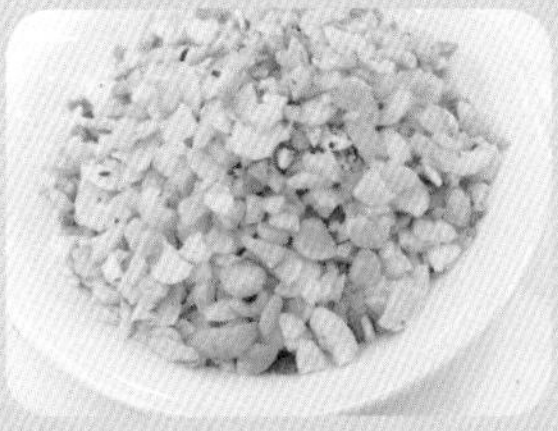

活血化瘀

常用藥方：五靈脂、蒲黃、沒藥、桃仁等

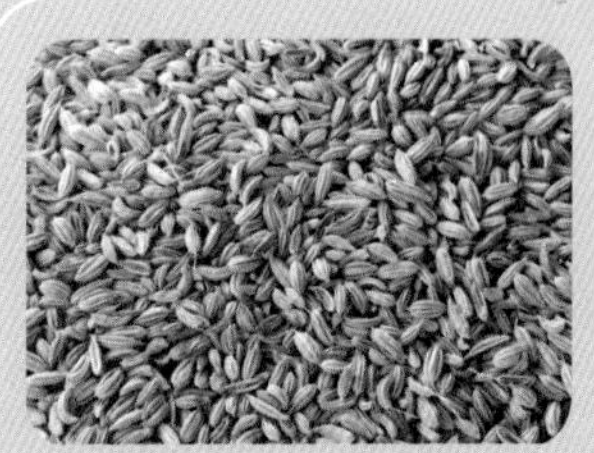

行氣止痛

常用藥方：延胡索、川芎、小茴香等

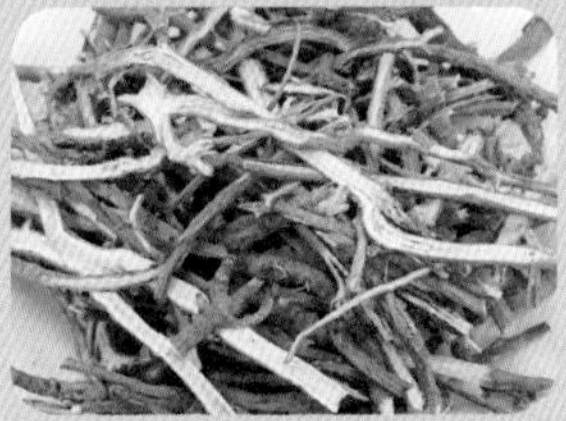

理氣疏肝解鬱

常用藥方：柴胡、香附、烏藥等

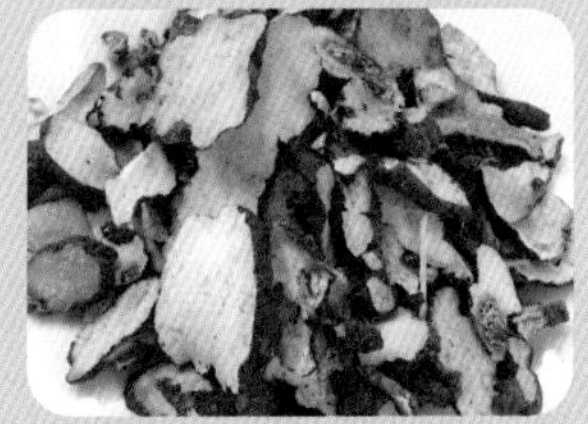

除痰濕

常用藥方：茯苓、豬苓、白朮、蒼朮等

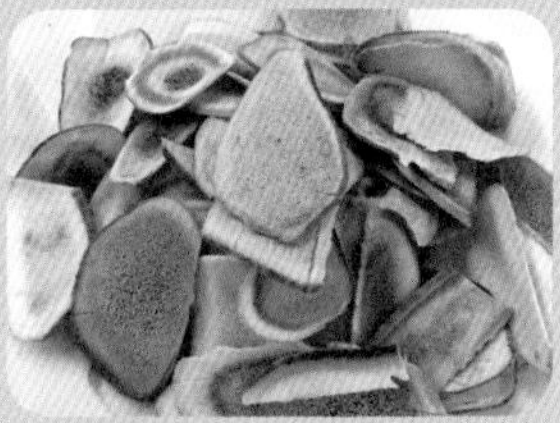

補腎氣

常用藥方：巴戟天、菟絲子、鹿茸等

針灸按摩穴道

針灸按摩穴道：氣海、血海、關元、三陰交、陰陵泉。虛寒症可同時搭配薰臍治療。

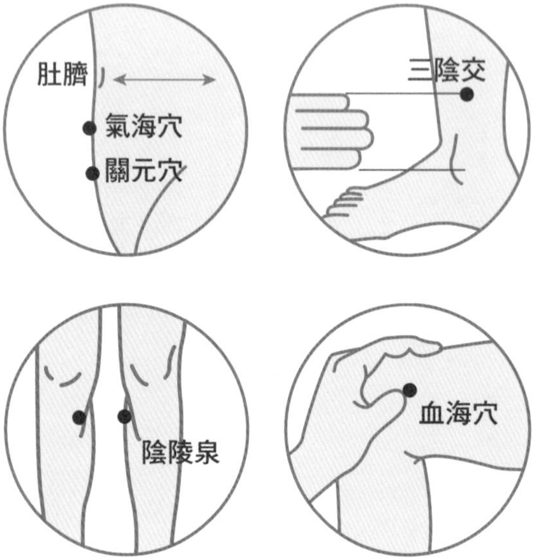

子宮肌瘤

子宮位於骨盆腔內，是提供胎兒著床成長的主要場所，由厚實的平滑肌所構成，而「子宮肌瘤」則為子宮內平滑肌的良性腫瘤。自青春期起，平滑肌細胞受到荷爾蒙的控制，產生週期性的月經變化，因為荷爾蒙的影響，子宮壁週期性增厚或變薄，這種反覆的機制可能就是肌瘤產生的重要病因。子宮肌瘤在生育期的婦女經常見到，但大部分的女性朋友並沒有什麼不舒服的症狀，反而是藉由例行性檢查才發現。

雖然，因為子宮肌瘤引起的不孕症比例不高，但是子宮肌瘤若超過5公分，可能會影響精子的運輸和不正常的輸卵移動，以及不正常的子宮血流引發不孕。

{漿膜下肌瘤}

- 生長部位

  從子宮平滑肌往腹腔生長。

- 症狀

  通常症狀不明顯，若肌瘤過大有可能壓迫膀胱、腸子等器官，產生頻尿、排尿困難、便祕、腹部摸到腫塊等。

{黏膜下肌瘤}

- 生長部位

  往子宮內腔生長。

- 症狀

  經量大，可能造成貧血。

{肌肉層肌瘤}

- 生長部位

  位於子宮平滑肌肌層內。

- 症狀

  長大後可能往內或向外擠壓，因此上述症狀皆可能發生。

中醫治療方式

子宮肌瘤在中醫屬於「癥瘕」、「積聚」的範圍，可分為「氣滯」、「血瘀」、「痰濕」三種類型。古籍中提到：「**癥瘕病者，皆由於久寒積冷，飲食不消所致，復為寒冷所乘，故結成此病也。**」可見**生冷飲食或外在受寒，與子宮肌瘤的形成關係密切**。除此之外，內在的情緒壓力、憂思鬱結也可能是形成子宮肌瘤的原因。雖然現代研究發現子宮肌瘤的原因可能和雌激素相關，但目前仍無法確實肯定。

臨床上有些人平常並不特別嗜吃生冷飲食，也沒有太多壓力，卻依然發生子宮肌瘤的問題，其實這也說明，我們不能忽略先天體質上的不同。先天的氣血不足與後天的勞損過度，都可能引發子宮肌瘤；若是先天體質不足，更要注意後天的保養，否則虛弱體質更容易造成瘀滯，進而產生有形的腫塊。

子宮肌瘤調理方式

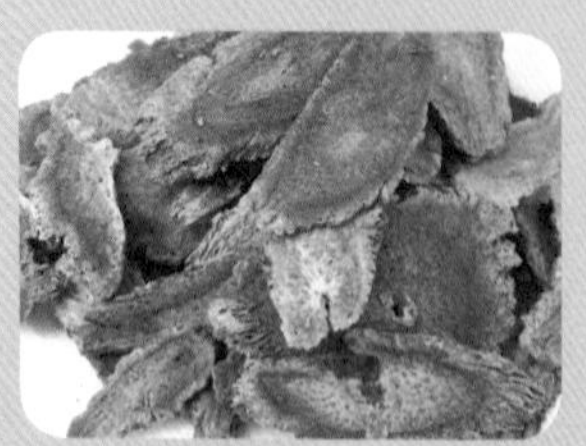

氣滯型體質

常用藥方：木香、柴胡、香附、枳殼、川楝子

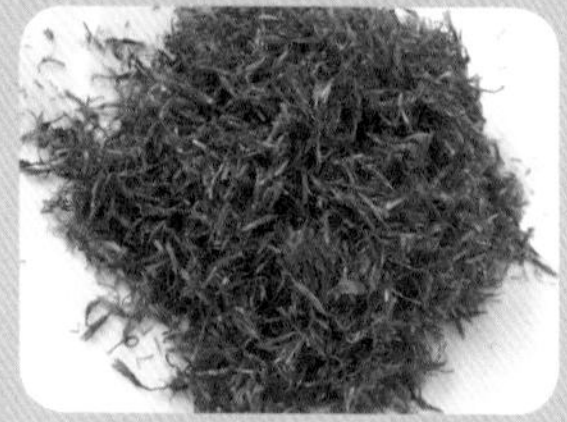

血瘀型體質

常用藥方：桃仁、紅花、赤芍、三稜、川三七

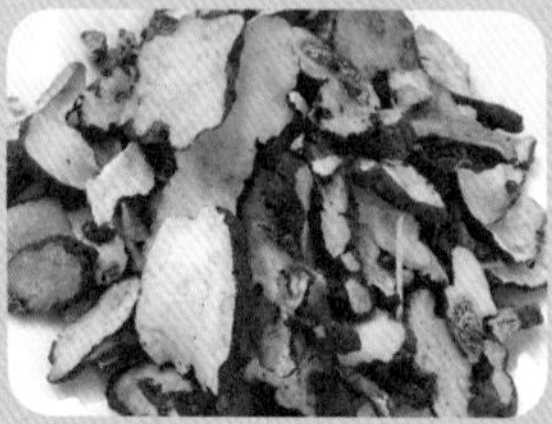

痰濕型體質

常用藥方：茯苓、豬苓、白朮、貝母、半夏

子宮肌瘤日常保養與飲食對策

睡眠充足

睡眠充足有助氣血流暢，保持精氣神的好體質，更能提高抗壓能力。平日最好在11點前就寢，每日保持6－8小時的優質睡眠。睡眠的重要性，不但有助於體力的維持，對於情緒的舒緩也扮演十分重要的角色。

良好的運動習慣

每週可保持3－4天，一天30－60分鐘的運動習慣，散步或快走都可以。到公園散步也是不錯的方式，伸展肢體之餘欣賞綠色植物，也能有放鬆抒壓的功效，長期下來對身體的助益不言而喻。

少碰生冷飲食

各式冰涼飲品、冰棒、生菜沙拉、生魚片以及屬性寒涼的食物，過度食用都會使得身體的陽氣下降，形成虛寒性體質，阻礙氣血循環的流暢。若造成氣滯血瘀的體質，將會有利子宮肌瘤的產生。

不可隨意過量食用滋補藥膳

患有子宮肌瘤的女性，不適合任意過量食用中醫的藥膳食補，比如常見的十全排骨湯、四物雞、八珍湯、薑母鴨、羊肉爐等主打滋補、養生的藥膳，以免滋補過頭，反讓肌瘤吸收過多的營養，而產生病變、增大的可能。所以一般如要服用相關的藥膳，可詢問專業中醫師調理。

慎用富含雌激素的食物

大豆異黃酮、蜂王乳、紫河車等含有豐富維他命E、類似女性荷爾蒙雌激素的食物應減少食用，以免過於滋補，反造成子宮肌瘤的增生、擴大。至於豆漿和山藥等一般食材，由於其性質較平和，只要控制每天的食用量，則不需過度擔憂刺激子宮肌瘤，造成其增生、惡化的情況發生。基本上飲食把握均衡的概念，就不會發生問題。

過度肥胖

《臨床案例》

小潔今年32歲，身高158公分、體重72公斤，這兩年來月經週期漸漸延長，有時甚至三個月才來一次，經血量也越來越少，於是她對自己的身體健康開始感到憂心不安，決定認真減重。半年來她自行進行飲食控制，盡量吃清淡低熱量的食物，加上一週運動5天，一次90分鐘，有氧與瑜珈交替進行，結果這六個月來體重卻絲毫未減，讓她倍感挫折，求助中醫減重門診，想知道為什麼會瘦不下來。

原來小潔屬於水腫體質，不但臉部浮腫，下肢也經常痠脹不適，全身有沉重感，頭部也常有脹暈的症狀。配合中醫師開藥調理，再加上持續健康運動與調整飲食習慣，一個月後，體重終於開始往下掉了1.5公斤。雖然數字下降不多，但身體感覺輕盈許多，以往的沉重感已經不見。正因為小潔明白水腫體質的「難瘦」，因此她非常積極配合醫師叮囑。體質調整過了半年，小潔已瘦了10公斤，月經週期也恢復正常，但小潔還不滿足，決定要更認真地往健康窈窕淑女的目標邁進。

近年來女性瘦身已成為風潮，肥胖除了影響外在美觀，對健康更會大打折扣。體重過重對於女性而言，不但影響到月經週期與卵巢功能，甚者更會形成不易受孕的體質。

肥胖症容易和雄性激素過高、不排卵、胰島素過高症連結在一起，肥胖症病人的月經異常發生率是非肥胖者的2倍以上。**而要瞭解自己的身材是否合乎標準體重，可從BMI、腰圍、體脂三方面來觀察。**

• BMI

BMI（Body Mass Index）完整名稱為「身體質量指數」，算法公式為「體重（kg）／身高（m）的平方」。BMI數值常被很多人拿來作為評斷自己體態的標準，而體重標準範圍應落在「18.5 ≦ BMI ＜ 24」間，若數值大於標準，即所謂的肥胖。

• 腰圍

另一個觀察的標準是「腰圍」，這跟體內脂肪的分布狀況有關。依行政院衛生署的建議標準，男性腰圍≧90公分（約35.5吋），女性腰圍≧80公分（約31.5吋）則屬於肥胖。

{從 BMI 看肥胖}

	身體質量指數 (BMI)(kg/m^2)	腰圍 (cm)
體重過輕	BMI < 18.5	—
正常範圍	18.5 ≦ BMI < 24	—
異常範圍	過重：24 ≦ BMI < 27 輕度肥胖：27 ≦ BMI < 30 中度肥胖：30 ≦ BMI < 35 重度肥胖：BMI ≧ 35	男性：≧ 90 公分 女性：≧ 80 公分

・體脂肪

人體的腹內、皮下等部位都可能有脂肪組織，但其分布的多寡很難從 BMI 值看出來，因此，體脂肪率成為另一個重要的參考指標。一般而言，男性體內脂肪率約佔體重的 10 到 20％，女性為 15 到 25％，若男性超過 25％，女性超過 30％，則可稱為肥胖。一般來說，外觀肥胖者體脂肪率常偏高；但外觀看起來清瘦的人，有些體脂肪率也可能高於標準，為所謂的隱藏性肥胖。

減重的飲食調理

多選擇高纖低油低鹽食物，控制澱粉攝取量，不吃勾芡及加工製食品，盡量不飲酒或自行進補、不暴飲暴食，同時也不要有熬夜習慣，避免半夜飢餓養成吃宵夜的習慣。

減重的中醫調理

肥胖症體質可分為痰濕型、肝鬱實火型、陽虛型，這三種體質都會讓肥胖症的新陳代謝緩慢，還可能讓瘦身停滯期延長。

針灸按摩穴道

水分、氣海、關元、天樞、陰陵泉、三陰交、足三里

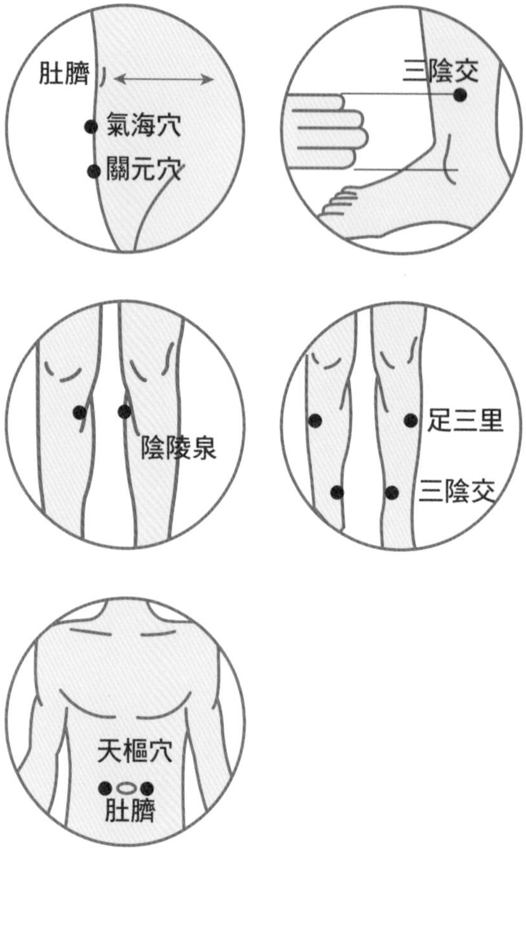

肥胖的調理方式

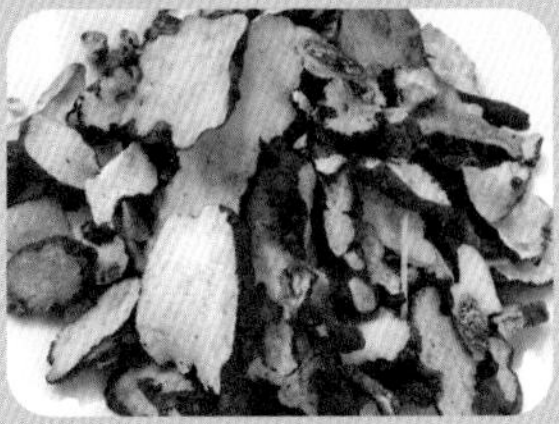

痰濕型體質

症狀：頭暈、白帶多、容易水腫、經常腹脹。

常用藥方：茯苓、山藥、豬苓、白朮、蒼朮

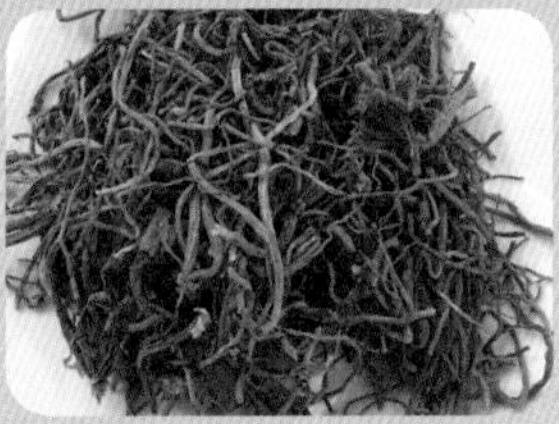

肝氣鬱結型體質

症狀：口渴、口瘡、痤瘡、脾氣暴躁、失眠、便祕。

常用藥方：柴胡、黃芩、龍膽草、黃連

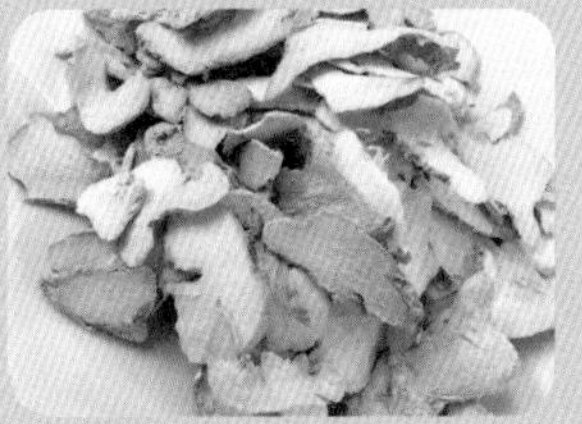

虛冷型體質

症狀：手腳冰冷、經痛、畏寒、虛弱嗜睡。

常用藥方：乾薑、生薑、附子、吳茱萸

現代醫學檢查一切正常，卻還是無法懷孕？

的確，很多不孕症的女性是屬於這類型，明明婦科醫生都說求診者身體健康，卻還是無法受孕，當男女雙方被醫師這樣宣判時，是最讓人受挫的事情。有了問題還可以針對病灶去解決，但倘若找不到問題，就真的是叫天天不應，叫地地不靈了。

站在中醫的立場，現代醫學認為是健康的體質，藉由中醫的望聞問切、辨症論治，卻未必達到健康的標準。中醫裡有所謂「子宮寒」的說法，子宮虛寒的體質不易受孕，這類似於現代醫學裡說的子宮內膜太薄、子宮灌流不足。由於胎兒最終是在女性的子宮著床發育，若子宮內膜充血不足，就無法提供足夠的養分給胎兒使用，也會影響成功著床的機率。

幫助子宮內膜增生的中藥

四物湯

補血兼活血，是婦科調經的基礎方。但平日腸胃虛弱須慎用。

八珍湯

氣血兩補，能補益以及調養子宮虛弱症。

菟絲子

甘溫。可滋補肝腎，補腎益精，強化子宮功能。

益母草

辛苦涼，能善於活血祛瘀調經，為婦科經產要藥，故有益母之名。

淫羊藿

辛甘溫，具有補腎陽的功效，能改善子宮微循環，增加血流量。

中醫治療方式－搭配針灸、薰臍治療

臨床上常有許多女性患者挫折地問：「醫師，我究竟出了什麼問題？」這個問題不好回答，我們通常會說：「報告說你很健康，只不過是不容易受孕的體質，我們現在要做的，就是把體質調整為『容易受孕的體質』。」每個人的狀況不一，調成好孕體質需要時間和療程。不容易受孕可能是子宮虛寒，或情緒壓力大的肝鬱體質，而肥胖體質容易有痰溼阻滯受孕機制等等。多數人不孕的原因是多樣並行，療程中，醫師會根據當下最急需解決的症狀下藥，再逐步處理其他的問題。很多人不了解中醫辨症論治，縱觀全體的用藥方式，所以會迷信祕方，以為長期服用某一種中藥處方，不孕問題就可以獲得解決，最後，通常以失敗佔比較高的比率收場。因此，信任專業的醫療協助，才能有事半功倍的成效，完成女性為人母的願望，順利懷孕產子。

2AF711

鑰孕
好孕體質這樣調！
權威中醫最想告訴你的養孕祕方，
健康順產、告別不孕

國家圖書館出版品預行編目 (CIP) 資料

鑰孕：好孕體質這樣調！權威中醫最想告訴你的養孕祕方，健康　順產、告別不孕 / 陳建輝, 劉筱薇著.-- 初版. -- 臺北市：創意市集出版：城邦文化發行, 民106.02
面；　公分
ISBN 978-986-94013-5-7(平裝)
1.婦科 2.不孕症
413.61　　105024809

作　　者　陳建輝 / 劉筱薇
責任編輯　溫淑閔
主　　編　溫淑閔
版面構成　江麗姿
封面設計　走路花工作室

行銷企劃　辛政遠
總 編 輯　姚蜀芸
副 社 長　黃錫鉉

總 經 理　吳濱伶
發 行 人　何飛鵬
出　　版　創意市集

發　　行　城邦文化事業股份有限公司
　　　　　歡迎光臨城邦讀書花園
網　　址　www.cite.com.tw

香港發行所　城邦（香港）出版集團有限公司
香港灣仔駱克道193號東超商業中心1樓
電話：(852) 25086231
傳真：(852) 25789337
E-mail：hkcite@biznetvigator.com

馬新發行所　城邦（馬新）出版集團
Cite (M) Sdn Bhd
41, Jalan Radin Anum, Bandar Baru Sri Petaling, 57000 Kuala Lumpur, Malaysia.
電話：(603) 90578822
傳真：(603) 90576622
E-mail：cite@cite.com.my

印　　刷　凱林彩印股份有限公司
2017年（民106）2月　初版1刷
Printed in Taiwan
定　　價　350元

客戶服務中心
地址：10483台北市中山區民生東路二段141號B1
服務電話：（02）2500-7718、（02）2500-7719
服務時間：週一至週五 9：30～18：00
24小時傳真專線：（02）2500-1990～3
E-mail：service@readingclub.com.tw

※ 詢問書籍問題前，請註明您所購買的書名及書號，以及在哪一頁有問題，以便我們能加快處理速度為您服務。
※ 我們的回答範圍，恕僅限書籍本身問題及內容撰寫不清楚的地方，關於軟體、硬體本身的問題及衍生的操作狀況，請向原廠商洽詢處理。

※廠商合作、作者投稿、讀者意見回饋，請至：
FB粉絲團・http://www.facebook.com/InnoFair
Email信箱・ifbook@hmg.com.tw

若書籍外觀有破損、缺頁、裝訂錯誤等不完整現象，想要換書、退書，或您有大量購書的需求服務，都請與客服中心聯繫。